主编：

王建涛（四川大学）　杜　驰（资中资州医院•内江肿瘤医院）

副主编：

李　燕（四川大学）　谢　莉（四川大学）

编委（按姓氏笔画排序）：

王　丹（四川大学）
王　艳（四川大学）
孙培炎（四川大学）
杜　彦（都江堰市人民医院）
吴　强（四川大学）
宋国姣（四川大学）
赵茂媛（四川大学）
高　菲（内江市第二人民医院）
喻　言（四川大学）
谢　莉（四川大学）
蒲　丹（四川大学）
王建涛（四川大学）
刘　青（四川大学）
杜　驰（资中资州医院•内江肿瘤医院）
李　燕（四川大学）
余　月（四川大学）
陈　济（成都市第七人民医院）
郝思远（四川大学）
董　原（天津医科大学）
谢其羽（四川大学）
靳益欣（四川大学）

放射治疗
急性副反应
临床诊疗手册

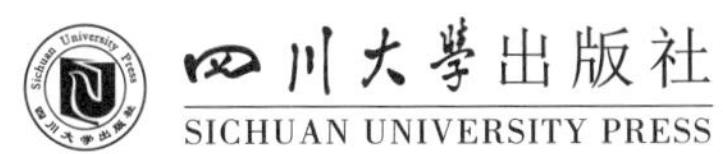
四川大学出版社
SICHUAN UNIVERSITY PRESS

图书在版编目（CIP）数据

放射治疗急性副反应临床诊疗手册 / 王建涛，杜驰主编. — 成都 : 四川大学出版社，2023.6

ISBN 978-7-5690-6074-4

Ⅰ. ①放… Ⅱ. ①王… ②杜… Ⅲ. ①放射疗法－副反应－诊疗－手册 Ⅳ. ①R815-62

中国国家版本馆 CIP 数据核字（2023）第 063898 号

书　　名：放射治疗急性副反应临床诊疗手册

Fangshe Zhiliao Jixing Fufanying Linchuang Zhenliao Shouce

主　　编：王建涛　杜　驰

选题策划：许　奕

责任编辑：许　奕

责任校对：倪德君

装帧设计：裴菊红

责任印制：王　炜

出版发行：四川大学出版社有限责任公司

地址：成都市一环路南一段 24 号（610065）

电话：（028）85408311（发行部）、85400276（总编室）

电子邮箱：scupress@vip.163.com

网址：https://press.scu.edu.cn

印前制作：四川胜翔数码印务设计有限公司

印刷装订：四川盛图彩色印刷有限公司

成品尺寸：185mm×260mm

印　　张：10.625

插　　页：2

字　　数：263 千字

版　　次：2023 年 7 月 第 1 版

印　　次：2023 年 7 月 第 1 次印刷

定　　价：69.00 元

本社图书如有印装质量问题，请联系发行部调换

扫码获取数字资源

四川大学出版社
微信公众号

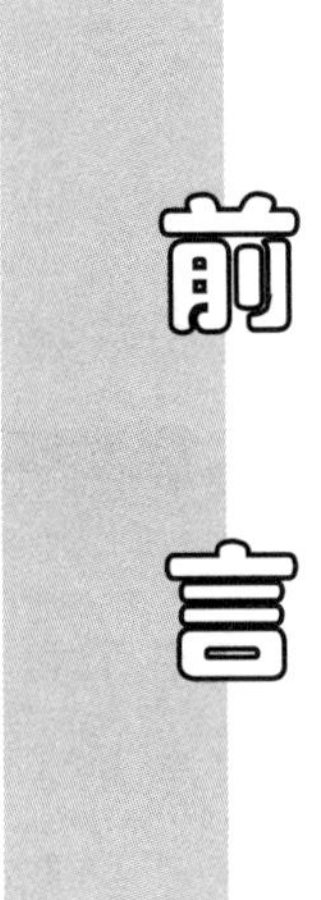

前言

1895年，德国物理学家伦琴发现了X射线，X射线随即引起医学界的广泛关注，并很快被应用于临床实践。1902年，放射线首次被应用于治疗恶性肿瘤。迄今为止，肿瘤放射治疗已有一百多年的历史。随着时间的推移，放射治疗在临床应用中的范围不断拓展，治疗技术不断改进。放射治疗已成为肿瘤根治性治疗的三大重要手段之一，并在多种肿瘤的综合性治疗中发挥关键作用。从早期简易的X射线治疗到现代高精度放射治疗，放射治疗已成为医、工、信融合发展的典型医疗技术，为肿瘤患者提供了更好的治疗效果和更大的生存机会。

然而，放射治疗在治疗肿瘤的同时，不可避免会产生一系列治疗相关急性副反应。这些副反应可能对患者的身体健康和生活质量产生负面影响，甚至会影响患者治疗过程的连续性以及预后。

放射治疗急性副反应是指在放射治疗开始后不久出现的反应，通常在放射治疗开始的前几周内发生。这些副反应的严重程度和持续时间因患者个体差异、放射治疗部位及治疗方案不同而有所变化。常见的放射治疗急性副反应包括白细胞减少、血小板减少、疲劳、口腔黏膜炎及放射性肺炎等。

正确处理放射治疗急性副反应是放射治疗中至关重要的一环。有效处理副反应可以减轻患者痛苦，提高治疗效果，并帮助患者更好地完成放射治疗。在副反应的处理中，合理的药物治疗、支持性护理和心理支持等措施发挥着重要作用。

为了系统性总结放射治疗中常见急性副反应及其处理，我们组织了相关从业人员编写了本书。本书的目的是为放射治疗专业人员提供一份全面而实用的参考资料，帮助大家正确处理放射治疗急性副反应。本书涵盖了常见的放射治疗急性副反应，包括共性的放射副反应及放射治疗部位特异性的副反应，详细介绍了这些副反应的发生情况、病理生理学基础、临床症状及常见的处理方法和技巧。

本书不仅适用于放射治疗专业人员，也可以作为相关医疗人员、护理人员以及患者和患者家属的参考工具书。希望本书能够帮助医务人员提高处理放射治疗急性副反应的水平，为患者提供更好的医疗服务。

在编写本书的过程中，我们秉承科学和实用的原则，搜集并整理了本领域的研究成果和临床经验。然而，由于放射治疗急性副反应的复杂性和个体差异，本书所提供的内容并不适用于所有患者。因此，在实际应用中，医务人员需要结合具体情况进行综合判断和决策。

最后，衷心感谢本书的所有编写人员以及为本书提供支持和帮助的专家、学者和临床工作者，他们为本书提供了重要的支持。然而，由于编者水平有限及时间仓促，错误之处在所难免。我们真诚地希望和欢迎读者对本书内容提出宝贵意见和建议，以促进本领域的进一步发展。

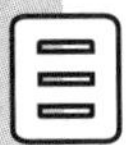
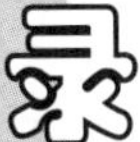

目录

第一章　放射治疗的一般急性副反应

第一节　血液学副反应

一、概述

血液学副反应是放射治疗常见的并发症，以白细胞及血小板减少常见，可发生于接受任何部位放射治疗的患者，其中，以骨髓受照射体积较大的放射治疗患者最为常见。研究发现，在接受单独盆腔放射治疗或者盆腔同步放化疗的患者中，发生放射性白细胞减少的概率分别为50%和90%，发生放射性血小板减少的概率分别为1%和30%，发生放射性贫血的概率分别为30%和50%。

二、发病机制

造血过程始于骨髓。新生儿大多数骨髓是具有造血功能的红骨髓，随着年龄的增长，红骨髓向黄骨髓的转化始于远端骨骼。成人活跃的红骨髓分布在颅骨（13.1%）、锁骨（1.5%）、肩胛骨（4.8%）、胸骨（2.3%）、肋骨（7.9%）、椎骨（28.4%）、骨盆（36.2%）和四肢近端（5.7%）。随着年龄的增长，红骨髓逐渐被黄骨髓取代，失去造血功能。血液系统中的成熟细胞寿命较短，骨髓中的造血干细胞可根据机体的生理需求朝髓系和淋巴系分化成为成熟的血细胞，以补充各个成熟细胞组分（附图1）。分化成熟的各种细胞（如红细胞、血小板或粒细胞）对放射线耐受性高，而造血干细胞及其分化早期的各种细胞对放射线高度敏感。放射线可造成DNA损伤，导致造血干细胞凋亡、分化、衰老及造血干细胞龛损伤而影响造血，进而导致外周血中相应成熟细胞组分减少。

三、发生时间

接受常规分割放射治疗的患者血液学副反应发生的时间和程度取决于具有造血功能的骨髓受照射体积及外周血中各种细胞的生理预期寿命。研究发现，常规分割放射治疗的情况下，4Gy的照射剂量即可导致骨髓的细胞密度降低，30～47Gy的照射剂量就有可能导致严重的骨髓抑制。放射治疗开始后，最先出现白细胞减少，其中淋巴细胞计数最早发生变化且下降程度最大，中性粒细胞减少次之，单核细胞受影响最小。照射剂量达到一定程度后血小板计数开始下降。红细胞及血红蛋白受放射治疗影响很小，这可能与红细胞生理预期寿命长（180天）有关。一般治疗后1～3个月外周血计数完全恢复，尽管有可能仍低于治疗前的水平。

四、危险因素

放射治疗血液学副反应主要与辐射相关因素及化学治疗（以下简称化疗）有关。

1. 骨髓受照射体积及剂量是影响放射治疗血液学副反应的主要因素。

2. 化疗是影响放射治疗血液学副反应的另一个因素，同步放化疗的患者发生放射性中性粒细胞减少的风险增加。

3. 其他与患者相关因素包括年龄大于65岁，既往化疗或放射治疗，持续性中性粒细胞减少，肿瘤累及骨髓，近期外科手术和（或）开放性创伤，肝功能不全（胆红素大于20mg/dL），肾功能不全（肌酐清除率小于50mL/min），既往发生过中性粒细胞减少性发热，恶性血液淋巴系统疾病，慢性免疫抑制如人类免疫缺陷病毒（HIV）感染，营养/体能状况差。

五、临床表现

1. 症状与体征：一般情况下，放射治疗血液学副反应不会有症状。中性粒细胞减少可能会使患者感染风险升高，此时患者往往表现为发热症状。血小板减少，体格检查可发现皮肤及其他部位出血，出现瘀点、紫癜或瘀斑，触诊出现脾大。严重贫血者可见疲劳、活动依从性降低、心率加快和呼吸急促等症状。

2. 辅助检查：实验室检查、外周血血常规检查。

六、诊断及鉴别诊断

（一）诊断标准

1. 既往有放射治疗病史。

2. 可有发热症状，皮肤瘀点、紫癜或瘀斑，或脾大，上述症状在放射治疗后新出现或较前加重，或经放射治疗减轻或消失后重新出现或加重。

3. 实验室检查与血液系统疾病特点相符。

（二）鉴别诊断

血小板计数小于100×10^9/L时，除抗肿瘤治疗可能会导致血小板减少，还应考虑其他相关原因：①乙二胺四乙酸（ethylenediaminetetraacetic acid，EDTA）相关假性血小板减少；②骨髓转移癌；③弥散性血管内凝血（disseminated intravascular coagulation，DIC）；④脾功能亢进；⑤免疫性血小板减少症（immune thrombocytopenia，ITP）。

七、分级

目前临床常应用不良事件通用术语标准（CTCAE）（表1-1-1）对患者放射治疗血液学副反应进行评价，指导治疗。

表 1-1-1　CTCAE 血液学副反应分级标准（CTCAE 5.0 版）

不良事件	分级 1	分级 2	分级 3	分级 4	分级 5
白细胞计数降低	<正常值下限～3.0×10^9/L	<(3.0～2.0)×10^9/L	<(2.0～1.0)×10^9/L	<1.0×10^9/L	—
中性粒细胞计数降低	<正常值下限～1.5×10^9/L	<(1.5～1.0)×10^9/L	<(1.0～0.5)×10^9/L	<0.5×10^9/L	—
淋巴细胞计数降低	<正常值下限～0.8×10^9/L	<(0.8～0.5)×10^9/L	<(0.5～0.2)×10^9/L	<0.2×10^9/L	—
血小板计数降低	<正常值下限～75.0×10^9/L	<(75.0～50.0)×10^9/L	<(50.0～25.0)×10^9/L	<25.0×10^9/L	—

八、治疗

放射治疗血液学副反应明确诊断后，根据相应风险评估决定是否继续治疗，其中照射野大小是考虑是否暂停放射治疗的一个重要因素。若照射野内包括较大体积具有造血功能的骨髓，如全盆腔放射治疗等情况，出现 2 级（CTCAE 分级）及以上中性粒细胞或血小板减少，则可考虑暂停放射治疗，给予升血细胞对症治疗，待血细胞恢复后再行放射治疗。若照射野内未包含具有造血功能的骨髓，发生 1 级或 2 级的中性粒细胞或者血细胞减少，则可继续放射治疗，但应密切监测血细胞变化。若中性粒细胞或者血细胞呈现继续减少趋势，则应立即停止放射治疗，并给予升血细胞对症治疗，待血细胞恢复后再行放射治疗。

（一）中性粒细胞减少

粒细胞集落刺激因子（granulocyte colony-stimulating factor，G-CSF）是调控中性粒细胞的产生、分化和功能的关键因素。G-CSF 给药后骨髓中性粒细胞祖细胞和造血干细胞动员增加，提高循环中性粒细胞的水平，通过加速产生、抑制中性粒细胞凋亡、缩短从干细胞到成熟中性粒细胞转运时间、加速中性粒细胞进入血液，中性粒细胞功能增强。因此，临床实践中，推荐使用重组人 G-CSF（recombinant human granulocyte colony-stimulating factor，rhG-CSF）治疗放射治疗所致中性粒细胞减少。

rhG-CSF 的用法用量：①rhG-CSF 2～5μg/(kg·d)（根据机构规定的体重限制，取整至最接近药瓶规格），皮下注射，每天 1 次；②持续用药，直至中性粒细胞恢复至正常或接近正常水平。

rhG-CSF 相关的主要不良反应为轻中度骨痛，发生率为 10%～30%。此外，部分患者可能会出现皮肤、呼吸系统或心血管系统过敏反应，较严重的情况包括急性呼吸窘迫综合征、肺泡出血和咯血。对乙酰氨基酚和非甾体抗炎药（NSAIDs）是预防及治疗成人 rhG-CSF 相关性骨痛的一线药物，也可以选择抗组胺药和阿片类镇痛药。若疼痛难以缓解，则考虑降低 rhG-CSF 使用剂量。此外，rhG-CSF 可导致类白血病反应，但往往会在停药后消失，无需特殊处理。

（二）血小板减少

肿瘤治疗所致血小板减少（cancer therapy induced thrombocytopenia，CTIT）的治疗包括输注血小板和给予促血小板生长因子。临床常用的药物包括重组人血小板生成素（recombinant human thrombopoietin，rhTPO）和重组人白介素－11（recombinant human IL－11，rhIL－11）。rhTPO通过刺激巨核细胞和血小板上的受体来调节血小板的产生，从而导致增殖和分化。rhIL－11促进早期祖细胞的生长，促进巨核细胞生成和红细胞生成。

rhTPO的用法用量：①300U/(kg·d)，每天1次，连续应用14天；②当血小板计数大于或等于100×10^9/L或血小板计数较用药前升高50×10^9/L以上时，应及时停药。

rhIL－11的用法用量：①25～50μg/kg，皮下注射，每天1次，至少连用7～10天；②血小板计数大于或等于100×10^9/L或血小板计数较用药前升高50×10^9/L以上时，应及时停药。

九、预防

骨髓放射技术参数与血液学副反应之间存在相关性。这些参数可以通过调强适形放射治疗（intensity－modulated radiotherapy，IMRT）和更先进的技术修改，减少骨髓的照射剂量，从而减少血液学副反应。

十、总结与推荐

1. 放射治疗血液学副反应是放射治疗过程中常见的不良反应，主要与照射野内具有造血功能骨髓的体积及照射剂量有关。

2. 血常规检查是监测放射治疗血液学副反应的主要检查。

3. 临床一般应用CTCAE评价放射治疗血液学副反应的严重程度及干预措施效果。对放射性白细胞/中性粒细胞减少严重的患者，应暂停放射治疗，予以rhG－CSF、rhIL－11等治疗。

主要参考文献

[1] SOURATI A，AMERI A，MALEKZADEH M. Acute side effects of radiation therapy a guide to management [M]. Switzerland：Springer International Publishing AG，2017.

[2] HARRISON L，SHASHA D，SHIAOVA L，et al. Prevalence of anemia in cancer patients undergoing radiation therapy [J]. Seminars in Oncology，2001，28 (2 Suppl 8)：54－59.

[3] JEFFERIES S，RAJAN B，ASHLEY S，et al. Haematological toxicity of cranio-spinal irradiation [J]. Radiotherapy and Oncology，1998，48 (1)：23－27.

[4] FLIEDNER T M, GRAESSLE D, PAULSEN C, et al. Structure and function of bone marrow hemopoiesis: mechanisms of response to ionizing radiation exposure [J]. Cancer Biotherapy and Radiopharmaceuticals, 2002, 17 (4): 405-426.

[5] LAMBERT M P, XIAO L, NGUYEN Y, et al. The role of platelet factor 4 in radiation-induced thrombocytopenia [J]. International Journal of Radiation Oncology • Biology • Physics, 2011, 80 (5): 1533-1540.

[6] ELLIS R E. The distribution of active bone marrow in the adult [J]. Physics in Medicine&Biology, 1961 (5): 255-258.

[7] 徐文才，郭雷鸣，崔莹莹，等. 肺部立体定向放射治疗对外周血淋巴细胞的影响 [J]. 中国癌症杂志，2020，30 (12)：1013-1016，1048.

[8] JAMEUS A, KENNEDY A, THOME C. Hematological changes following low dose radiation therapy and comparison to current standard of care cancer treatments [J/OL]. https://journals.sagepub.com/doi/10.1177/15593258211056196?url_ver=Z39.88-2003&rfr_id=ori:rid:crossref.org&rfr_dat=cr_pub%20%200pubmed.

[9] 秦叔逵，马军. 中国临床肿瘤学会（CSCO）肿瘤放化疗相关中性粒细胞减少症规范化管理指南 [J]. 临床肿瘤学杂志，2021，26 (7)：638-648.

[10] D'EMIC N, ENGELMAN A, MOLITORIS J, et al. Prognostic significance of neutrophil-lymphocyte ratio and platelet-lymphocyte ratio in patients treated with selective internal radiation therapy [J]. Journal of Gastrointestinal Oncology, 2016, 7 (2): 269-277.

[11] WERSAL C, KELLER A, WEISS C, et al. Long-term changes in blood counts after intraoperative radiotherapy for breast cancer-single center experience and review of the literature [J]. Translational Cancer Research, 2019, 8 (5): 1882-1903.

[12] HUI B, ZHANG Y, SHI F, et al. Association between bone marrow dosimetric parameters and acute hematologic toxicity in cervical cancer patients undergoing concurrent chemoradiotherapy: comparison of three-dimensional conformal radiotherapy and intensity-modulated radiation therapy [J]. International Journal of Gynecologic Cancer, 2014, 24 (9): 1648-1652.

[13] LIANG Y, BYDDER M, YASHAR C M, et al. Prospective study of functional bone marrow-sparing intensity modulated radiation therapy with concurrent chemotherapy for pelvic malignancies [J]. International Journal of Radiation Oncology • Biology • Physics, 2013, 85 (2): 406-414.

第二节 疲乏

一、概述

美国国立综合癌症网络（national comprehensive cancer network，NCCN）将恶性肿瘤及抗肿瘤治疗相关的疲乏（cancer related fatigue，CRF）定义为一种痛苦、持续、主观的生理、心理和（或）认知疲劳感或疲惫感，与癌症或癌症治疗有关，与近期活动不成正比，并能干扰正常功能。CRF 是接受放射治疗的肿瘤患者常见的症状。研究发现，在无疲乏症状的患者中，高达 70%的患者在放射治疗期间出现疲乏症状；放射治疗前有疲乏症状的患者中，高达 84%的患者症状持续存在，且部分患者疲乏症状加重。

二、发病机制

目前 CRF 的发生机制尚不明确，可能与炎症细胞因子、神经内分泌系统紊乱、三磷酸腺苷（adenosine triphosphatase，ATP）代谢异常、昼夜节律改变、5－羟色胺系统功能紊乱及遗传因素等有关。一些由肿瘤本身或放射治疗或化疗产生的临床症状也会导致癌症患者疲乏，包括贫血、精神状态差、睡眠障碍、疼痛、电解质紊乱、器官功能障碍、感染和营养状况不佳等，以及阿片类镇痛药或抗惊厥药等的药物不良反应。

贫血是 CRF 的一个强有力的预测因素，高血红蛋白水平与较迟的疲乏发作、较短的疲乏持续时间和较低的疲乏困扰水平相关，这可能是低血红蛋白导致组织氧输送减少和能量负平衡而造成疲乏。放射治疗照射部位可通过不同的机制引起疲乏，盆腔放射治疗期间的严重腹泻、颈部放射治疗导致的甲状腺功能减退、接受早期乳腺癌放射治疗的女性的心理影响、与头颅放射治疗相关的对正常脑实质的直接影响、前列腺癌放射治疗中神经肌肉效率的下降，可能与 CRF 的发病有关。

三、发生时间

疲乏通常在开始放射治疗后 2 周内出现，治疗结束后 1～2 周内最明显，通常在治疗结束后 4～8 周逐渐减轻到治疗前的水平，但在一些患者中会持续数月。

四、危险因素

（一）治疗相关因素

1. 放射治疗：一些研究发现，患者放射治疗部位不同，疲乏程度存在差异。接受放射治疗的乳腺癌患者比其他常见癌症患者出现更高频率的疲乏。另一些报告提示，肺癌、胃肠癌和头颈癌患者会经历更严重的疲乏。目前关于 CRF 的治疗参数的数据较少，有研究提示照射野的大小与 CRF 成正相关。

2. 化疗：一些研究表明，同步放化疗可能会增加肿瘤患者疲乏的严重程度。

（二）肿瘤相关因素

1. 直接影响：肿瘤细胞能产生白介素-6 等细胞因子，可促进肿瘤生长，阻碍机体正常代谢，降低机体功能，从而导致发热、感染、疲乏等症状。免疫血清标志物与 CRF 的相关性已被提出，与循环细胞因子、凝血因子、外周血指数和生化因子相比，基线中性粒细胞计数较高与 CRF 的关系更一致，未来需要更多相关的研究来探索这一问题。

2. 相关合并症：癌症或癌症治疗相关合并症，如贫血、疼痛、营养不良、睡眠障碍等是加重 CRF 的因素。贫血是 CRF 影响因素之一，有研究显示，化疗后血红蛋白水平低于 120g/L 的癌症患者，血红蛋白水平越低，CRF 越严重。因此，纠正癌症患者的贫血状态是缓解 CRF 的有效手段。疼痛是癌症患者常见的症状，也是 CRF 的影响因素之一。重视癌症管理中的镇痛治疗，尽早尽快缓解患者疼痛，可以改善 CRF。营养与 CRF 密切相关，癌症患者的能量、糖、脂肪及蛋白质代谢与健康人群相比均有很大程度的改变，食物的利用率下降，加之癌症治疗相关不良反应（如恶心、呕吐等）导致食物摄入减少，造成营养不良，进而引起 CRF。适当补充营养可能缓解 CRF。睡眠障碍与患者的 CRF 严重程度也密切相关，提高患者的睡眠质量，可能缓解 CRF。

（三）患者相关因素

有研究显示，年龄小于 60 岁和女性是 CRF 的危险因素。此外，焦虑、抑郁等不良情绪也是 CRF 的相关因素。焦虑、抑郁等不良情绪使患者丧失治疗的信心，消极对待疾病及治疗，生活质量降低，进而加重 CRF。

五、临床表现

疲乏通常和其他症状（如疼痛、抑郁、焦虑、睡眠障碍等）以综合征的方式出现。客观的身体功能（表现状态）和心理状态（精神/情感方面）也会受到 CRF 的影响。与普通的疲劳一样，CRF 在晚上较为严重。但是，与普通的疲劳不同，CRF 会让人更虚弱，干扰日常生活活动，而且不会因睡眠或休息而缓解，严重者会导致患者停止抗肿瘤治疗。一般而言，CRF 会在放射治疗结束后减轻。

六、诊断及鉴别诊断

目前已有多种评估措施来筛查和诊断 CRF，但对于最佳的评估方法仍未达成共识。《国际疾病分类标准第 10 版》（ICD-10）提出的 CRF 诊断标准：在过去 1 个月内，持续两周每天或几乎每天出现以下 6 项（或 6 项以上）症状，并且其中 1 项为明显的疲乏（A）。A1：明显的疲乏、精力减退或需要更多的休息，与近期活动量的改变不成比例；A2：全身无力或肢体沉重；A3：注意力不能集中；A4：对平时从事的活动的积极性或兴趣减退；A5：失眠或者嗜睡；A6：睡眠后感到精力未能恢复；A7：活动困难；A8：因疲乏引起情绪反应，如悲伤、挫折感、易怒；A9：因疲乏不能完成原先胜任的日常活动；A10：短期记忆力减退；A11：活动后疲乏持续数小时。B：在社交、职业或其他重要职能领域，这些症状引起临床上严重的痛苦或障碍。C：有病史、体格检查或实验室检查表明这些症状由癌症或癌症治疗引起。D：这些症状主要不是由共存的精神疾病引起的，如重度抑郁、躯体化障碍、躯体形式障碍、谵妄。

《癌症相关性疲乏诊断与治疗中国专家共识》建议在癌症患者初次就诊时，可使用数字分级评分（numerical rating scale，NRS）量表进行CRF筛查。对于轻度CRF患者进行健康教育，使其掌握常见的疲乏管理技巧，并定期评估患者疲乏程度的变化。对于中度及重度CRF患者需进行全面评估：①病史采集，癌症状况及治疗［排除疾病复发和（或）进展，处方药、非处方药及保健品］、药物不良反应/药物相互作用；②详细的疲乏信息（发生、模式、持续时间、随时间变化、伴随症状和缓解因素、对机体功能的影响）；③社会支持情况：有无照看者；④可控的影响因素，疼痛、抑郁、焦虑、贫血、睡眠障碍或不良的睡眠卫生（失眠、嗜睡、阻塞性睡眠呼吸暂停等）、营养缺失或失衡（维生素状态、体重/热量摄入变化、水电解质失衡）、功能减退（体力活动水平、活动失调）；⑤合并症及后遗症，酒精/药物滥用、心功能不全、内分泌系统功能障碍、胃肠道功能障碍、肝功能不全、感染、神经系统功能不全、肺功能不全、肾功能不全。同时，由于CRF可在整个疾病过程和抗肿瘤治疗的任何阶段发生，因此，应及时确认、评估、监测和记录CRF，并定期进行CRF的再评估。

七、分级

患者的癌症诊断、分期和治疗不同，可能出现多种症状，应在患者初次就诊时进行CRF筛查，可采用NRS量表进行筛查和记录，其中0分表示无疲乏，1～3分表示轻度疲乏，4～6分表示中度疲乏，7～10分表示重度疲乏。轻度疲乏患者不需要临床干预，而中重度（4～10分）患者需进一步评估和临床干预，遵循“量化、全面、及时、动态”的原则，以便更好地治疗和管理CRF。

目前我国临床上常用的CRF单维度评估量表为简易疲乏量表（brief fatigue inventory，BFI）（表1-2-1），多维度评估量表为Piper疲乏修订量表（revised Piper fatigue scale，PFS-R）（表1-2-2）。

表 1－2－1　简易疲乏量表

1. 请选择一个能够描述你现在疲乏程度的数值									
没有疲乏									极度疲乏
1	2	3	4	5	6	7	8	9	10
2. 请选择一个能够描述你过去 24 小时内异常疲乏程度的数值									
没有疲乏									极度疲乏
1	2	3	4	5	6	7	8	9	10
3. 请选择一个能够描述你过去 24 小时内最差疲乏程度的数值									
没有疲乏									极度疲乏
1	2	3	4	5	6	7	8	9	10
4. 请选择过去 24 小时内疲乏影响你的方式									
A. 对一般活动的影响									
没有影响									完全影响
1	2	3	4	5	6	7	8	9	10
B. 对情绪的影响									
没有影响									完全影响
1	2	3	4	5	6	7	8	9	10
C. 对日常生活（包括日常家务和正常工作）的影响									
没有影响									完全影响
1	2	3	4	5	6	7	8	9	10
D. 对行走能力的影响									
没有影响									完全影响
1	2	3	4	5	6	7	8	9	10
E. 对与他人关系的影响									
没有影响									完全影响
1	2	3	4	5	6	7	8	9	10
F. 对享受生活的影响									
没有影响									完全影响
1	2	3	4	5	6	7	8	9	10

注：“0 分”表示无，“10 分”表示最严重；1～3 分：轻度疲乏；4～6 分：中度疲乏；7～10 分：重度疲乏。

表 1－2－2　Piper 疲乏修订量表

1. 您现在感到疲乏吗？									
有									没有（无需回答下面问题）
2. 您现在所感到的疲乏维持多久了？（只填以下其中 1 个）									
分钟	小时	星期	月	其他（请注明）					
3. 您现在感到的疲乏，为您带来多大程度的忧虑？									
毫不忧虑									极度忧虑
1	2	3	4	5	6	7	8	9	10
4. 您现在感到的疲乏，有没有妨碍您完成工作或学习活动？影响有多大？									
毫无影响									影响非常大
1	2	3	4	5	6	7	8	9	10

续表1－2－2

5. 您现在感到的疲乏，有没有妨碍您探望朋友或与朋友的社交活动？影响有多大？
毫无影响 影响非常大
1 2 3 4 5 6 7 8 9 10

6. a. 您现在感到的疲乏，有没有妨碍您的性生活？
有（请回答 b 题） 没有（请回答 7 题） 不适用（请回答 7 题）
b. 影响有多大？
毫无影响 影响非常大
1 2 3 4 5 6 7 8 9 10

7. 总体而言，您现在感到的疲乏，有没有妨碍您做自己喜欢的事情？影响有多大？
毫无影响 影响非常大
1 2 3 4 5 6 7 8 9 10

8. 您如何形容您现在感到的疲乏？您疲乏的密度和严重性如何？
轻度 严重
1 2 3 4 5 6 7 8 9 10

您如何形容您现在感到的疲乏？您所感到的疲乏有多大程度是……
9. 令自己愉快的 令自己不愉快的
1 2 3 4 5 6 7 8 9 10
10. 并不惹自己讨厌的 惹自己讨厌的
1 2 3 4 5 6 7 8 9 10
11. 没有破坏性的 有破坏性的
1 2 3 4 5 6 7 8 9 10
12. 正面的 负面的
1 2 3 4 5 6 7 8 9 10
13. 正常的 异常的
1 2 3 4 5 6 7 8 9 10

您现在有多大程度感到……
14. 躯体强壮 躯体虚弱
1 2 3 4 5 6 7 8 9 10
15. 清醒 有睡意
1 2 3 4 5 6 7 8 9 10
16. 有冲劲 懒洋洋
1 2 3 4 5 6 7 8 9 10
17. 有精神 疲倦
1 2 3 4 5 6 7 8 9 10
18. 有活力 无活力
1 2 3 4 5 6 7 8 9 10
19. 有耐性 不耐烦
1 2 3 4 5 6 7 8 9 10
20. 轻松 紧张
1 2 3 4 5 6 7 8 9 10
21. 开心 抑郁
1 2 3 4 5 6 7 8 9 10
22. 能够集中精神 难以集中精神
1 2 3 4 5 6 7 8 9 10

续表1－2－2

23. 记忆力良好									记忆力很差
1	2	3	4	5	6	7	8	9	10
24. 能够清晰地思考									不能清晰地思考
1	2	3	4	5	6	7	8	9	10

注："0分"表示无，"10分"表示最严重；1～3分：轻度疲乏；4～6分：中度疲乏；7～10分：重度疲乏。

八、治疗

CRF的干预和治疗涉及医疗、护理、运动康复、心理支持、营养等多个方面。因此，针对CRF的多学科综合诊疗十分重要。CRF干预和治疗的一般原则是根据患者的临床状况，针对可控因素进行治疗。CRF的可控因素（疼痛、贫血、抑郁、焦虑、睡眠障碍、营养不良等）是临床管理的重点。对确定的可控因素进行对症治疗，对未确定的可控因素则通过非药物治疗和药物治疗进行管理。对于轻度疲乏患者，一般选择非药物治疗方案，但对于中重度疲乏患者，需采用非药物与药物联合治疗方案。非药物治疗主要包括健康教育、运动锻炼、社会心理学干预、睡眠疗法、亮白光疗法（bright white light therapy，BWLT）和营养管理等。对于药物治疗，目前应用最多的药物为中枢兴奋剂、皮质类固醇等。

（一）非药物治疗

1. 健康教育：医护人员对患者及家属进行健康教育是CRF管理的核心内容，适用于所有癌症患者，有利于早期预防、发现和治疗CRF。对患者进行健康教育不仅能够缓解患者的疲乏，还可提高患者的生活质量。教育内容包括以下几点：普及CRF相关知识，教会患者使用CRF评估量表，告知患者或家属处理疲乏的有效策略（如节约体能、分散注意力、适当运动等），鼓励并引导患者参与到CRF的管理中，主动观察并记录CRF的严重程度和临床表现，提高应对CRF的积极性等。

2. 运动锻炼：运动锻炼是切实有效的CRF干预措施。以前为缓解疲乏，建议接受放射治疗的患者多休息，避免体力活动。现有研究提出，乳腺癌患者在放射治疗期间进行锻炼是有益的，监督下的有氧－耐力联合运动在缓解疲乏方面展示出广阔的应用前景。其可能的原理：疾病、治疗和活动水平降低的综合作用会导致体能下降，而适当持续时间、频率和强度足够的运动可通过增加心排血量、毛细血管化、线粒体数量和周围线粒体活动来增强体能，从而减少疲乏。运动锻炼宜早开展，在明确癌症诊断时就应开始运动康复计划，建议临床医师、护士及CRF患者共同参与制订个体化的运动锻炼方案。最佳的运动形式为有氧运动，包括步行、跑步、游泳、骑自行车、登山、跳健身操、瑜伽等。有氧运动能刺激垂体分泌内啡肽，刺激机体神经系统产生微电刺激，缓解肌肉紧张和精神抑郁，使患者大脑皮质放松，减轻紧张情绪，缓解疲乏。有氧运动作为一种非药物治疗手段，其安全性强，能更好地指导患者把握运动强度及评价运动效果，并可以随时调整运动方案，大幅度减少能量消耗，进而提高机体功能，达到减缓疲乏的目的；同时还可以起到安抚患者的作用，有效减轻其负性情绪，从心理上减轻患者对疲乏症状控制的无助感。

治疗时应根据患者自身情况制订个体化运动方案，如运动时间为每次 20～60 分钟；运动频率为每周 3～5 次，持续 8 周。除有氧运动外，CRF 患者还可在专业人员指导下进行抗阻力训练（如俯卧撑、仰卧起坐、深蹲、引体向上、阻力带训练、杠铃训练和器械训练等），能够改善肌肉力量和耐力，改善功能状态，维持和改善骨密度。所有肌群（胸部、肩部、手臂、后背、腹部和腿部）都应被纳入抗阻力训练计划。抗阻力训练可以每周进行 2～3 次，每次 2～3 组，每组 10～15 次。当完成 3 组训练后，若体力允许，可以考虑增加力量。此外，还可将有氧运动与抗阻力训练联合进行。

3. 社会心理学干预：社会心理学干预主要包括认知行为疗法（认识和改变不良的思想和行为，促进心理调适）、心理教育疗法及表达支持疗法（如加入支持小组、咨询、日志写作等行为，能够促进情感表达，并获得医护人员或家属的支持）。医护人员应充分支持、理解和尊重患者，认真听取患者的倾诉，鼓励患者积极面对疾病及配合治疗，增强患者对治疗的信心。家属应给予患者足够的陪伴和安慰等，以缓解患者的疲乏症状。

4. 睡眠疗法：癌症患者常伴有睡眠障碍，对患者睡眠进行适当干预，使患者养成良好的睡眠习惯，有助于患者保持正常的生物节律，减轻疲乏症状。可行的干预措施：①培养良好的睡眠习惯，如不要在有困意时才上床、不要在床上做与睡眠无关的活动、保持规律起床时间、日间避免过长时间的小睡；②营造安静舒适的睡眠环境；③睡前避免服用咖啡等兴奋性物质。

5. 亮白光疗法：采用高亮度的家用荧光灯刺激下丘脑视交叉上核，可起到调整昼夜节律的作用，被普遍用于治疗情绪异常及睡眠障碍。临床研究表明，亮白光疗法可以改善乳腺癌患者的疲乏症状。

6. 营养管理：化疗、放射治疗等，常导致癌症患者进食困难、食欲下降、营养摄入不足。因此，应对患者营养状况进行全面评估，制订个体化营养方案。原则上需以清淡、易消化以及高营养饮食为主。对于胃肠道反应严重者，应及时对症处理，并与营养师共同协商制订合理的饮食计划。

（二）药物治疗

1. 中枢兴奋剂：哌醋甲酯主要通过刺激肾上腺素受体，促使多巴胺和去甲肾上腺素释放发挥作用。对于抗肿瘤治疗过程中、抗肿瘤治疗结束或终末期的患者，在排除其他原因（癌痛、贫血等）引起的疲乏后，可考虑使用哌醋甲酯。但精神兴奋剂在老年患者和癌症患者中的最佳使用剂量和时间尚未确定。需要注意的是，哌醋甲酯在改善疲乏的同时，会引起其他一系列不良反应，如眩晕、焦虑、食欲减退、恶心等，临床应用时，应掌握给药原则，做好不良反应的处理。

2. 皮质类固醇：泼尼松或地塞米松可用于治疗终末期癌症患者的疲乏。短期使用地塞米松可显著改善晚期癌症患者的疲乏，提高其生活质量。但考虑到皮质类固醇长期使用的不良反应，仅推荐用于终末期癌症患者的疲乏治疗。

选择药物治疗时，应权衡利弊，在有效缓解疲乏的同时，尽可能减少药物相关的不良反应，以更好地保障患者的生活质量。

（三）中医药治疗

CRF 在中医学中属于“虚劳”范畴，表现为五脏六腑气血亏虚。中医药能够从人的整体出发，调节机体的阴阳、气血和脏腑功能平衡，不仅在抗肿瘤治疗中发挥重要作用，在 CRF 治疗中也有独特地位，在改善癌症患者症状和生活质量方面也取得了一些有意义的成果。

1. 中药治疗：正元胶囊可益气健脾、补肾填精，缓解 CRF。有研究表明，针对肺癌同步放化疗患者出现的 CRF，应用养正消积胶囊进行辅助治疗可使患者的症状有所改善。天佛参口服液具有养阴益气、解毒散结的功效，可以提高患者免疫功能，联合化疗可以缓解非小细胞肺癌患者的疲乏症状。此外，中药汤剂（如补中益气汤）、现代中药制剂（如参芪扶正注射液、艾迪注射液、康艾注射液、贞芪扶正颗粒等）对 CRF 也有一定的疗效。

2. 非药物治疗：针灸治疗是中医传统疗法，能调和脏腑，疏通经络，调节阴阳，促进人体各脏腑、经络、组织器官的功能趋向正常与平衡。已有研究证实，针灸治疗可改善患者，尤其是乳腺癌及正在接受抗肿瘤治疗患者的 CRF。此外，艾灸、穴位按摩、太极拳、太极剑、八段锦、五禽戏等均能一定程度地缓解 CRF。故可采取中医药治疗与其他治疗相联合的方法来缓解 CRF。

综上所述，目前对于 CRF 并无单一有效的治疗方案，应注意个体化差异，以综合治疗为主。

九、预防

目前针对 CRF 暂无明确的预防手段，故在癌症患者初次就诊时应进行 CRF 筛查，对患者情况进行详细评估，遵循“量化、全面、及时、动态”的原则。在评估患者后，如果有任何可治疗的致病因素，则应加以处理，如果在这些疾病的临床治疗过程中仍存在疲乏，则可能需要其他治疗方法。应积极做好治疗相关不良反应的预防和处理，尽早尽快缓解不适症状，进而有效缓解 CRF。

主要参考文献

［1］THONG M S Y，VAN NOORDEN C J F，STEINDORF K，et al. Cancer-related fatigue：causes and current treatment options［J］. Current Treatment Options in Oncology，2020，21（2）：17.

［2］BOWER J E. Cancer-related fatigue-mechanisms，risk factors，and treatments［J］. Nature Reviews Clinical Oncology，2014，11（10）：597－609.

［3］MOHANDAS H，JAGANATHAN S K，MANI M P，et al. Cancer-related fatigue treatment：an overview［J］. Journal of Cancer Research and Therapeutics，2017，13（6）：916－929.

[4] GRUSDAT N P, STÄUBER A, TOLKMITT M, et al. Routine cancer treatments and their impact on physical function, symptoms of cancer-related fatigue, anxiety, and depression [J]. Supportive Care Cancer, 2022, 30 (5): 3733−3744.

[5] SOURATI A, AMERI A, MALEKZADEH M. Acute side effects of radiation therapy a guide to management [M]. Switzerland: Springer International Publishing AG, 2017.

[6] STEINDORF K, SCHMIDT M E, KLASSEN O, et al. Randomized, controlled trial of resistance training in breast cancer patients receiving adjuvant radiotherapy: results on cancer-related fatigue and quality of life [J]. Annals of Oncology, 2014, 25 (11): 2237−2243.

[7] 中国抗癌协会癌症康复与姑息治疗专业委员会，中国临床肿瘤学会肿瘤支持与康复治疗专家委员会. 癌症相关性疲乏诊断与治疗中国专家共识 [J]. 中华医学杂志，2022，102 (3): 180−189.

[8] STEINDORF K, SCHMIDT M E, KLASSEN O, et al. Randomized, controlled trial of resistance training in breast cancer patients receiving adjuvant radiotherapy: results on cancer-related fatigue and quality of life [J]. Annals of Oncology, 2014, 25 (11): 2237−2243.

[9] 彭平，陈元. 癌症相关性疲乏的研究现状和进展 [J]. 实用肿瘤杂志，2022，37 (4): 293−298.

[10] ALCÂNTARA-SILVA T R, FREITAS-JUNIOR R, FREITAS N M, et al. Fatigue related to radiotherapy for breast and/or gynaecological cancer: a systematic review [J]. Journal of Clinical Nursing, 2013, 22 (19−20): 2679−2686.

[11] LAHART I M, METSIOS G S, NEVILL A M, et al. Physical activity for women with breast cancer after adjuvant therapy [J]. Cochrane Database Systematic Review, 2018, 1 (1): CD011292.

[12]《中成药治疗优势病种临床应用指南》标准化项目组. 中成药治疗癌因性疲乏临床应用指南（2020 年）[J]. 中国中西医结合杂志，2021，41 (5): 534−541.

[13] LIPSETT A, BARRETT S, HARUNA F, et al. The impact of exercise during adjuvant radiotherapy for breast cancer on fatigue and quality of life: a systematic review and meta-analysis [J]. Breast, 2017 (32): 144−155.

[14] HOJAN K, KWIATKOWSKA-BOROWCZYK E, LEPOROWSKA E, et al. Physical exercise for functional capacity, blood immune function, fatigue, and quality of life in high-risk prostate cancer patients during radiotherapy: a prospective, randomized clinical study [J]. European Journal of Physical Rehabilitation Medicine, 2016, 52 (4): 489−501.

[15] ZHANG X W, HOU W B, PU F L, et al. Acupuncture for cancer-related

conditions: an overview of systematic reviews [J]. Phytomedicine, 2022 (106): 154430.
[16] WANG X S, WOODRUFF J F. Cancer-related and treatment-related fatigue [J]. Gynecologic Oncology, 2015, 136 (3): 446-452.

第三节　恶心和呕吐

一、概述

恶心和呕吐是化疗最常见的副反应，与之相比，放射治疗引起的恶心和呕吐（radiation-induced nausea and vomiting，RINV）相对少见，症状更轻。因此，在临床实践中，放射肿瘤学家经常低估 RINV 对患者的影响，导致对 RINV 的认识和治疗不足。然而，对于患者来说，RINV 可能是非常痛苦的，部分患者的恶心和呕吐会持续很长一段时间，严重影响患者的生活，甚至可能导致抗肿瘤治疗延迟或中断，降低患者的生存率。一项针对 1020 名单纯接受各种放射治疗患者的研究发现，11.0%的患者单纯发生呕吐，27.1%的患者单纯发生恶心，27.9%的患者同时发生呕吐和恶心。恶心的发病率是呕吐的 2 倍（27.1% vs 11.0%），且持续时间更长（中位持续时间 10 天 vs 3 天）。不同放射部位 RINV 的发病率具有差异性：乳腺 28.0%，骨盆 39.0%，头颈部 40.4%，胸部 48.8%，脑部 40.4%，上腹部 71.4%。

二、发病机制

RINV 的发病机制因放射部位不同而不同。RINV 主要与血清素（5-羟色胺）介导的通路有关。放射损伤胃肠道黏膜肠嗜铬细胞，导致血清素释放，血清素与内脏传入神经纤维的 5-羟色胺 3（5-HT_3）受体结合，通过激活血清素受体、内脏传入神经纤维和脑干的化学感受器触发区（chemoreceptor trigger zone，CTZ）引发呕吐反应。头部放射治疗患者发生的恶心和呕吐与放射治疗引起的水肿及相关的炎症反应导致的颅内压升高有关。

三、发生时间

与化疗常常导致延迟性恶心和呕吐不同，RINV 一般发生于放射治疗期间。研究发现，对于接受低分割大剂量放射治疗的患者，RINV 常发生于放射治疗后 30 分钟至 4 小时；对于接受常规分割放射治疗的患者，RINV 常发生于开始放射治疗后的 3～4 天。

四、危险因素

（一）治疗相关因素

1. 放射治疗。

（1）放射治疗部位：不同放射治疗部位发生 RINV 的风险不同，接受上腹部放射治疗的癌症患者发生 RINV 的风险更高。

（2）照射野大小：照射野大小会影响发生 RINV 的风险。既往研究发现，接受二维照射时，若照射野面积大于 $400cm^2$，则发生 RINV 的风险显著增加。

（3）其他因素：单次分割剂量、分割次数、总剂量及治疗技术也是影响 RINV 发生的重要因素。单次高剂量及放射总剂量高的患者诱发 RINV 的风险更大。

2. 同步放化疗：研究发现，在接受放射治疗时，同步进行化疗有可能会增加 RINV 发生的风险。

（二）患者相关因素

患者相关因素包括年龄、性别、一般健康状况、饮酒、同时或既往化疗、既往呕吐经历等。女性患者、年龄小于 50 岁的患者和既往有呕吐控制不良史的患者发生 RINV 的风险较高。大量饮酒的人患病风险会降低。据研究报道，RINV 的发病率可能与 ABO 血型有一定的相关性，A 型血的患者最容易发生 RINV。

（三）RINV 发生风险评估

RINV 的发生率及严重程度取决于治疗的具体情况，包括照射部位和体积、单次分割剂量和总剂量、分割方案及放射治疗技术。患者相关因素也很重要，包括性别、一般健康状况、年龄、同时或既往化疗、心理状态、肿瘤分期及既往治疗相关恶心病史。

癌症支持治疗多国学会（Multinational Association for Supportive Care in Cancer，MASCC）和欧洲肿瘤内科学会（European Society for Medical Oncology，ESMO）2016 年的指南将放射治疗致呕吐风险分为 4 级（表 1-3-1），该分级随后得到了美国临床肿瘤学会（American Society of Clinical Oncology，ASCO）的认可。

表 1-3-1　放射治疗导致呕吐的风险等级

风险等级	照射野
高（>90%）	全身照射
中等（30%~90%）	上腹部或全脑、全脊髓照射
低（10% ~ 30%）	大脑、头颈部、胸部或骨盆照射
最小（<10%）	四肢、乳房照射

五、临床表现

RINV 患者出现恶心、呕吐等症状。由于上述症状，患者的幸福感和生活质量较低，对日常生活方面的满意度较低，会更频繁地产生疲乏、焦虑和抑郁。长时间呕吐会导致脱水、电解质失衡和营养不良。

六、诊断及鉴别诊断

（一）诊断标准

1. 近期接受过放射治疗。
2. 患者自述出现呕吐和恶心等症状。

（二）鉴别诊断

与化疗导致的恶心和呕吐相鉴别，主要根据近期接受过的治疗类型进行鉴别诊断。

七、分级

根据 CTCAE 5.0 对患者的 RINV 进行分级，具体见表 1-3-2。

不良事件	1级	2级	3级	4级	5级
恶心	食欲降低，不伴进食习惯改变	经口摄食减少，不伴明显的体重下降，脱水或营养不良	经口摄入能量和水分不足，需要鼻饲，全肠外营养或者住院	—	—
呕吐	不需进行干预	门诊静脉补液，需进行医学干预	需要鼻饲，全胃肠外营养或住院治疗	危及生命	死亡

八、治疗及预防

美国国家癌症综合网络（NCCN）、MASCC/ESMO 和 ASCO 发布了基于风险类别的 RINV 管理指南（表 1-3-2）。该指南的制定基于临床研究的结果，评估各种止吐药物治疗 RINV 效果的临床随机试验通常是在 RINV 中危或高危患者中进行的，来自这些试验的证据表明，5-HT_3 受体拮抗剂是最有效的药物。此外，其他药物如糖皮质激素等也具有防治 RINV 的作用，通常是在接受同步放化疗的患者中应用。根据患者的情况，这些药物可单独使用或者联合使用来防治 RINV。

表 1-3-3　RINV 的药物临床应用建议

风险类别	剂量	附注
高：全身照射		
5-HT_3 受体拮抗剂		
昂丹司琼	8mg，口服或静脉注射	用于预防 RINV：放射治疗日每天 1～2 次，放射治疗前给予第一剂；在每天放射治疗后的第二天，如果未计划当天进行放射治疗，每天 1～2 次
格拉司琼	2mg 口服，1mg 或 0.01mg/kg 静脉注射	用于预防 RINV：在放射治疗日，放射治疗前，每天 1 次；在放射治疗的第二天，如果当天没有计划进行放射治疗，每天 1 次
激素		
地塞米松	4mg 口服或静脉注射	用于预防 RINV：在放射治疗日，放射治疗前，每天 1 次；在放射治疗的第二天，如果当天没有计划进行放射治疗，每天 1 次
中度：上腹部* 或全脑、全脊髓照射		
5-HT_3 受体拮抗剂		
昂丹司琼	8mg，口服或静脉注射	用于预防 RINV：放射治疗日每天 1～2 次，放射治疗前使用第一剂
格拉司琼	2mg 口服，1mg 或 0.01mg/kg 静脉注射	用于预防 RINV：放射治疗前每天 1 次
托吡司琼	5mg 口服或静脉注射	用于预防 RINV：放射治疗前每天 1 次
激素		
地塞米松	4mg 口服或静脉注射	用于预防 RINV：在前 5 次放射治疗日，放射治疗前每天 1 次
低：大脑、头颈部、胸部、骨盆照射		
5-HT_3 受体拮抗剂		
昂丹司琼	8mg，口服或静脉注射	用于治疗 RINV
格拉司琼	2mg 口服，1mg 或 0.01mg/kg 静脉注射	用于治疗 RINV
激素		
地塞米松	对于大脑照射，如果尚未服用皮质类固醇，4mg 口服或静脉注射；对于其他解剖区域照射，4mg 口服或静脉注射	用于治疗 RINV：根据需要逐渐调整剂量至每天最多 16mg，口服或静脉注射
多巴胺受体拮抗剂		
丙氯拉嗪	5～10mg 口服或静脉注射	用于治疗 RINV：根据需要逐渐调整剂量，每天最多给药 4 次

续表1－3－3

风险类别	剂量	附注
甲氧氯普胺	5～20mg 口服或静脉注射	用于治疗 RINV：根据需要逐渐调整剂量，每天最多给药 4 次
最小：四肢、乳房照射		
5－HT_3受体拮抗剂		
昂丹司琼	8mg，口服或静脉注射	用于治疗 RINV
格拉司琼	2mg 口服，1mg 或 0.01mg/kg 静脉注射	用于治疗 RINV
激素		
地塞米松	4mg 口服或静脉注射	用于治疗 RINV
多巴胺受体拮抗剂		
丙氯拉嗪	5～10mg 口服或静脉注射	用于治疗 RINV
甲氧氯普胺	5～20mg 口服或静脉注射	用于治疗 RINV

注：* 上腹部放射治疗：放射治疗至少部分涉及从第 11 胸椎上缘到第 3 腰椎下缘的解剖区域。

（一）RINV 的治疗

1. 单种药物应用。

（1）5－HT_3 受体拮抗剂：目前已经上市的 5－HT_3 受体拮抗剂包括帕洛诺司琼、昂丹司琼、格拉司琼、多拉司琼及托烷司琼。这些药物都可以单独应用于治疗 RINV，迄今，尚无临床研究对这些药物进行相互比较，也没有足够的数据来确定最佳的剂量及用药方案。因为昂丹司琼或格拉司琼的临床证据更多，在临床实践中，常常把昂丹司琼或格拉司琼作为首选。格拉司琼与昂丹司琼之间存在药理上的差异。格拉司琼与 5－HT_3 受体不可逆地结合，给药 48 小时后仍具有止吐活性；昂丹司琼可逆地与 5－HT_3 受体结合，在常用剂量给药 24 小时后失去拮抗活性。患者可能需要更大剂量或每天多次服用昂丹司琼来维持止吐效果。

5－HT_3 受体拮抗剂的不良反应通常轻微，主要包括头痛、便秘、腹泻和无力。值得注意的是，5－HT_3 受体拮抗剂可引起剂量依赖性，无临床症状的心电图参数改变，如 PR 间期、QT 间期或 QRS 波时限延长。因此，对于有 QT 间期延长风险的患者，5－HT_3 受体拮抗剂应谨慎使用（如电解质异常、充血性心力衰竭、缓慢性心律失常的患者，或联合使用其他导致 QT 间期延长的药物的患者）。

（2）皮质类固醇：研究发现，对于接受上腹部放射治疗的患者，地塞米松的疗效显著优于安慰剂。另一项随机试验显示，除了改善恶心，皮质类固醇也能在放射治疗用于骨转移时预防疼痛发作。此外，地塞米松常用于治疗脑转移患者接受放射治疗时引发的 RINV。皮质类固醇应用广泛、费用低且具有止吐作用，是一种有吸引力的选择。

（3）神经激肽－1（neurokinin－1，NK－1）受体拮抗剂：NK－1 受体拮抗剂广泛应用于防治接受化疗患者的恶心和呕吐，但是目前尚无研究探索 NK−1 受体拮抗剂在患者接受单纯放射治疗时对 RINV 的防治作用。在接受同步放化疗的患者中，研究发现，单用NK−1受体拮抗剂的治疗效果弱于联合治疗方案。

（4）其他药物：丙氯拉嗪、甲氧氯普胺和大麻类物质等特异性较弱的止吐药物。研究发现，这类药物防治 RINV 的效果有限，在症状较轻的患者中可能有作用。

2. 联合药物使用：NK−1 受体拮抗剂与 5−HT_3 受体拮抗剂和地塞米松联合使用，可显著改善同步放化疗患者的恶心和呕吐症状。此外，研究发现，多巴胺受体拮抗剂奥氮平联合应用 5−HT_3 受体拮抗剂和地塞米松也具有良好的防治患者恶心和呕吐的作用。

（二）RINV 的预防

预防性用药可能会降低 RINV 的发生风险。ASCO 和 NCCN 指南建议，对于 RINV 发生高风险和中等风险的放射治疗患者，建议在放射治疗之前使用 5−HT_3 受体拮抗剂，减少 RINV 的发生。预防性使用止吐药的合理持续时间尚不清楚，一项包括 25 项随机和非随机试验的系统评价发现，5−HT_3 受体拮抗剂最常用于 1 个放射治疗疗程的全程。放射治疗第 1 周后是否继续预防性使用止吐药取决于对呕吐发生风险及相关个体因素的评估。例如，对于接受全身放射治疗的患者，通常在放射治疗当天及次日（未安排放射治疗时）继续给予预防性止吐治疗；而对于接受其他类型放射治疗的患者，通常仅在放射治疗当天给予预防性止吐治疗。

（三）应用方式

根据症状的严重程度和放射治疗的剩余持续时间，患者可以根据需要接受后续的治疗，或在剩余的放射治疗中开始接受预防性治疗。若应用 5−HT_3 受体拮抗剂，应在长达数周的放射治疗计划期间监测患者，以检测在不进行放射治疗和预防的穿插日（如周末）期间出现的症状，并平衡延长 5−HT_3 受体拮抗剂治疗的益处和毒性。具体的应用建议见表 1−3−2。

九、总结与推荐

RINV 是放射治疗的一种常见副反应，其发生率及严重程度取决于照射剂量、放射治疗区域及患者因素等。应综合考虑放射治疗方案及患者因素来评估 RINV 的发生风险，并根据评估结果予以预防性止吐治疗。

1. 对于 RINV 高危患者，我们推荐预防性应用 5−HT_3 受体拮抗剂。根据来自接受高致吐性化疗的患者的研究结果，建议在 5−HT_3 受体拮抗剂的基础上加用地塞米松。目前尚无关于 NK−1 受体拮抗剂用于预防 RINV 的对比性临床试验数据。不过，在采用顺铂的同步放化疗患者中，加用 NK−1 受体拮抗剂已证实有益，应作为标准治疗。

2. 对于 RINV 中危患者，我们推荐采用 5−HT_3 受体拮抗剂预防（Grade 1B），并建议在第 1 次至第 5 次分割放射治疗期间加用短疗程的地塞米松。

3. 对于 RINV 低危或极低危患者，我们建议不进行预防性治疗（Grade 2B）。对于

RINV 患者，可采用 5－HT_3 受体拮抗剂、地塞米松或多巴胺受体拮抗剂治疗。若脑部放射治疗患者发生 RINV，建议采用地塞米松。

4. 对于接受同步放化疗的患者，应根据化疗或放射治疗致吐风险分级进行预防性止吐治疗。

主要参考文献

[1] MARANZANO E，DE ANGELIS V，PERGOLIZZI S，et al. A prospective observational trial on emesis in radiotherapy：analysis of 1020 patients recruited in 45 Italian radiation oncology centres [J]. Radiotherapy and Oncology，2010，94 (1)：36－41.

[2] MARANZANO E，FEYER P，MOLASSIOTIS A，et al. Evidence-based recommendations for the use of antiemetics in radiotherapy [J]. Radiotherapy and Oncology，2005，76 (3)：227－233.

[3] TONINI G，VINCENZI B，SANTINI D，et al. Prevention of radiotherapy-induced emesis [J]. Journal Experimental&Clinical Cancer Research，2003，22 (1)：17－22.

[4] ENBLOM A，BERGIUS A B，STEINECK G，et al. One third of patients with radiotherapy-induced nausea consider their antiemetic treatment insufficient [J]. Supportive Care in Cancer，2009，17 (1)：23－32.

[5] SCARANTINO C W，ORNITZ R D，HOFFMAN L G，et al. On the mechanism of radiation-induced emesis：the role of serotonin [J]. International Journal of Radiation Oncology • Biology • Physics，1994，30 (4)：825－30.

[6] FEYER P C，STEWART A L，TITLBACH O J. Aetiology and prevention of emesis induced by radiotherapy [J]. Supportive Care in Cancer，1998，6 (3)：253－260.

[7] MCKENZIE E，ZAKI P，RAMAN S，et al. Radiation-induced nausea and vomiting：a comparison between MASCC/ESMO，ASCO，and NCCN antiemetic guidelines [J]. Supportive Care in Cancer，2019，27 (3)：783－791.

[8] ABBAS H，BENSADOUN R J. Trolamine emulsion for the prevention of radiation dermatitis in patients with squamous cell carcinoma of the head and neck [J]. Supportive Care in Cancer，2012，20 (1)：185－190.

[9] SCARANTINO C W，ORNITZ R D，HOFFMAN L G，et al. Radiation-induced emesis：effects of ondansetron [J]. Seminars in Oncology，1992，19 (6 Suppl 15)：38－43.

[10] ROILA F，MOLASSIOTIS A，HERRSTEDT J，et al. 2016 MASCC and ESMO guideline update for the prevention of chemotherapy-and radiotherapy-induced nausea and vomiting and of nausea and vomiting in advanced cancer patients [J]. Annal of Oncologly，2016，27 (Suppl 5)：v119－v33.

［11］ RUHLMANN C H，JAHN F，JORDAN K，et al. 2016 updated MASCC/ESMO consensus recommendations：prevention of radiotherapy-induced nausea and vomiting［J］. Supportive Care in Cancer，2017，25（1）：309－316.

［12］ BASCH E，PRESTRUD A A，HESKETH P J，et al. Antiemetics：American Society of Clinical Oncology clinical practice guideline update［J］. Journal of Clinical Oncology，2011，29（31）：4189－4198.

［13］ DENNIS K，ZHANG L，LUTZ S，et al. International patterns of practice in the management of radiation therapy-induced nausea and vomiting［J］. International Journal of Radiation Oncology・Biology・Physics，2012，84（1）：e49－e60.

［14］ HESKETH P J，KRIS M G，BASCH E，et al. Antiemetics：ASCO guideline update［J］. Journal of Clinical Oncology，2020，38（24）：2782－2797.

［15］ VIJAYAN M，JOSEPH S，JAMES E，et al. A review on radiation induced nausea and vomiting："Current management strategies and prominence of radio sensitizers"［J］. Journal of Oncology Pharmacy Practice，2021，27（5）：1061－1072.

［16］ PAIAR F，CRISTAUDO A，GONNELLI A，et al. Radiation-induced nausea and vomiting in head and neck cancer：Is it something worth considering in the intensity modulated radiotherapy era? "A narrative review"［J］. Head Neck，2020，42（1）：131－137.

第四节 放射性皮炎

一、概述

放射性皮炎（radiation dermatitis）是放射治疗常见的副反应之一。据统计，在接受放射治疗的所有患者中，高达90%～95%的患者会在治疗区域出现皮肤副反应。放射治疗皮肤副反应也可以根据出现时间先后分为早期急性反应和晚期反应。前者一般在开始治疗后的90天内发生，称为放射性皮炎；后者在放射治疗结束数月至数年后才出现，一般表现为放射性皮肤纤维化。在大多数患者中，放射性皮炎的严重程度为轻度到中度（1级和2级）；15%～25%的患者出现严重的放射治疗皮肤副反应，表现为湿性脱皮或溃疡。乳腺癌、头颈癌、肺癌和肉瘤等肿瘤部位较浅，患者在接受放射治疗时，皮肤的照射剂量较高，故严重放射性皮炎在上述肿瘤的放射治疗中较为常见。

二、发病机制

皮肤的基底角质形成细胞、毛囊细胞和黑素细胞对放射线高度敏感。放射线通过直接损伤DNA以及激发产生氧自由基间接损伤DNA等方式导致皮肤细胞的损伤。此外，损伤的细胞分泌大量炎性因子和趋化因子，放大损伤反应，进一步加重皮肤炎性损伤。放射治疗期间，皮肤反复接受放射线照射，基底角质形成细胞大部分遭到破坏，基底皮肤细胞没有时间来补充和维持表皮的更新，从而导致皮肤出现红斑、溃疡等症状。

三、发生时间

放射性皮炎最早可在常规分割（2Gy）一次治疗后几小时内出现，并在24～48小时后消退。红斑反应一般出现在放射治疗的第2～3周，在皮肤特别敏感的患者中红斑反应可能更早发生。红斑反应通常在治疗期间继续进展，随后干性脱皮可在累积剂量30Gy（3周）后发生，临床特征为干燥、鳞屑和瘙痒。经过4～5周（45～60Gy）的治疗，可能会出现湿性脱皮，其特征是浆液性渗出和真皮裸露，上述症状在放射治疗期间持续存在，并在治疗完成后1～2周达到高峰。在放射治疗完成后3～5周，皮肤开始恢复，表皮再生，多在1～3个月内完全愈合。放射性皮炎所致色素沉着可能在治疗结束后持续5～7周甚至更长时间。

四、危险因素

（一）治疗相关因素

1. 放射治疗：分割剂量、照射总剂量、受照射体积和表面积均会影响放射性皮炎发生的风险。研究表明，大分割放射治疗显著降低放射性皮炎的发生风险。2016年发表在*Cochrane*上的一项系统评价发现，大分割放射治疗组的急性皮肤副反应发生率更低（*RR* 0.32，95%*CI* 0.22～0.45）；在接受辅助放射治疗的早期乳腺癌患者中，与常规分割放射治疗（50Gy/25f）相比，大分割放射治疗所致急性放射性皮炎发生率较低。另外一项多中心队列研究纳入了2309例接受辅助放射治疗的乳腺癌患者，发现大分割放射治疗组的湿性脱皮、干性脱皮和≥2级皮炎的发生率显著低于常规分割放射治疗组（分别为6.6% vs 28.5%、18.7% vs 58.8%和27.4% vs 62.6%）。此外，照射总剂量、受照射体积和表面积、在某些临床情况下（如皮肤癌、瘢痕复发）使用填充材料来确保给予充分的皮肤剂量等也会影响急性放射性皮炎的发生风险。

2. 化疗：放射治疗联合传统化疗药物（如蒽环类或紫杉烷类）会增加重度放射性皮炎的发生风险。

3. 免疫治疗：有研究表明，放射治疗前或放射治疗后使用免疫检查点抑制剂治疗似乎不会增加放射性皮炎的风险。

4. 靶向治疗：头颈部肿瘤患者中，放射治疗或联合表皮生长因子受体（epidermal growth factor receptor，EGFR）抑制剂靶向抗肿瘤治疗的患者，放射性皮炎的发生率更高。

5. 应用全身性治疗药物，如紫杉醇、多西紫杉醇、蒽环类、达汀霉素、氨甲蝶呤、5-氟尿嘧啶、羟基脲、博来霉素和西妥昔单抗等。

（二）患者相关因素

人口自然属性和行为因素、并存疾病、遗传性疾病和放射治疗部位会影响放射性皮炎的发生率和严重程度。

1. 吸烟：有研究表明，吸烟似乎通过皮肤血管收缩阻碍伤口愈合，但吸烟与放射性皮炎的相关性并不明确。

2. 年龄：一些研究认为，年龄增长对放射性皮炎的影响与表皮周转减少导致愈合时间延长有关。

3. 并存疾病：老年患者的高血压、糖尿病、肥胖或营养不良等并存疾病均会影响放射性皮炎的严重程度和消退速度。由于巨噬细胞功能低下（吞噬活性差，炎症期延长，感染风险增加）而无法控制感染的糖尿病患者的伤口愈合很复杂。糖尿病对放射治疗期间正常组织反应的影响需要进一步研究。

4. 遗传性疾病：有研究表明，系统性红斑狼疮（SLE）、幼年型类风湿关节炎（JRA）和系统性硬化症患者对辐射的敏感性显著提高，发生放射治疗副反应的风险更大。但也有大型病例研究提出矛盾的结论，故还需进一步研究证明。其他 DNA 修复能力受损相关遗传性疾病（如 Bloom 综合征、Fanconi 贫血、Gorlin 综合征或着色性干皮病）的患者，有发生重度放射性皮炎的风险。

5. 罕见遗传因素：有一些罕见的基因突变可能使患者容易患上严重的放射性皮炎，包括共济失调-毛细血管扩张（*ATM*）基因的突变。有人提出，未预料到的严重放射性皮炎可能表明 *ATM* 基因中存在未被检测到的遗传异常，这可能使患者容易发生皮肤副反应。

6. 放射治疗部位：不同身体部位对放射线的敏感性不同，最敏感的区域为颈前区、四肢、胸部、腹部和面部，头皮毛囊和乳腺组织也对放射线敏感。在乳腺癌患者中，乳房较大者发生≥2 级放射性皮炎的风险较高。此外，乳房重塑和植入假体也会增加重度放射性皮炎的风险，因为重塑术后皮肤无法散热。这些反应往往局限于易位皮瓣的表面或乳房切除术皮瓣。

部分放射性皮炎患者相关危险因素见表 1-4-1。

表 1-4-1　部分放射性皮炎患者相关危险因素

人口自然属性和行为因素	并存疾病	遗传性疾病	放射治疗部位
黑种人 肥胖 女性 高龄 隆胸 吸烟 营养不良	光化性皮肤病变 系统性红斑狼疮 系统性硬化症 幼年型类风湿关节炎 HIV 感染 糖尿病 高血压	Gorlin 综合征 Fanconi 贫血 Bloom 综合征 着色性干皮病 共济失调-毛细血管扩张症	前颈 四肢 乳房下 皮肤皱褶

五、临床表现

（一）症状与体征

急性放射性皮炎通常在放射治疗结束后仍会持续进展 10～14 天。没有感染的情况下，损伤部位皮肤再上皮化通常在放射治疗后的 10 天内开始。轻度皮炎（1 级）表现为皮肤红斑，伴有轻度水肿、瘙痒或疼痛（附图 2）。由于皮肤附属器受累，可能发生皮肤干燥、脱皮和暂时性脱毛。中度皮炎（2 级和 3 级）表现为触痛或水肿性反应和湿性脱皮（附图 3 和附图 4）。由于真皮的完整性受损，可能会继发金黄色葡萄球菌感染。重度皮炎（4 级）为表皮或下层真皮坏死（附图 5），表现为非常令人痛苦的重度炎症反应或出血性斑块，并伴有深度坏死，炎症反应和愈合耗时较长，有可能导致纤维化和皮肤附属器缺失，可暴露肌肉、肌腱和骨骼。重度放射性皮炎很少见，在非常广泛的浅表肿瘤环境条件下，患者在很短的时间内接受大剂量的放射治疗时可能发生。

（二）辅助检查

诊断放射性皮炎通常无需皮肤活检。然而，当诊断不明时，通过皮肤活检行组织病理学检查可能有助于明确诊断。急性放射性皮炎表现为角质形成细胞凋亡、基底层形成空泡和表皮水肿。根据照射剂量，患者可能会出现表皮坏死伴水疱形成和表皮脱落，这些改变在临床上称为湿性脱皮。干性脱皮伴有角化过度。真皮层改变包括真皮和内皮细胞水肿、血管扩张、红细胞外渗和血管中形成纤维蛋白血栓，真皮中炎症细胞浸润。

六、诊断及鉴别诊断

（一）诊断标准

1. 既往 3 个月内有放射治疗史，关键因素是治疗持续时间和累积照射剂量。
2. 出现了相关的皮肤变化，皮损界限清晰且局限于照射区域。
3. 可有皮肤疼痛、瘙痒等主观症状。
4. 对放射性皮炎的诊断通常不需要皮肤活检。

（二）鉴别诊断

主要与放射治疗期间或结束后发生的其他皮肤病相鉴别。

1. 变应性接触性皮炎：化妆品、皮肤护理用品、外用抗生素、黏性敷料或放射模拟用标记物可引起变应性接触性皮炎，其表现可与放射性皮炎相似。变应性接触性皮炎通常伴有剧烈瘙痒，外用皮质类固醇治疗有效。

2. 褶烂：一种常见的皮肤皱襞炎症性疾病，以湿性红斑、恶臭、渗液、瘙痒和压痛为特征，常与假丝酵母菌或细菌继发性感染相关。

3. 放射区皮肤癣菌病：受照部位偶尔可见皮肤癣菌感染。其表现为单个或多个环形红色斑块，有界限分明的鳞屑性边缘。氢氧化钾（KOH）制片可确诊该病。

4. 带状疱疹：表现为一个皮区内同时出现成群的红斑、丘疹、水疱和脓疱，常见于胸段或腰段。疼痛是最常见的症状，患者常描述为烧灼感、跳痛或刺痛。若患者的表现不典型，可通过聚合酶链式反应（PCR）确诊。

5. 移植物抗宿主病：造血细胞移植的并发症，表现为斑丘疹，最先累及后颈、耳部、肩部及手掌。皮疹范围可能会逐渐扩大，伴有大疱和广泛的皮肤脱落。其组织病理学表现与放射性皮炎相似，包括基底层空泡形成、角质形成细胞凋亡、卫星细胞坏死及浅表血管周围淋巴细胞浸润。

6. Stevens-Johnson 综合征（Stevens-Johnson syndrome，SJS）/中毒性表皮坏死松解症（toxic epidermal necrolysis，TEN）：重度放射性皮炎与 SJS/TEN 有同样的临床和组织病理学表现，后者是一种多由药物引起的罕见严重皮肤副反应。如果患者同时接受放射治疗和常规或靶向抗肿瘤药物治疗，可能很难鉴别 SJS/TEN 与高级别放射性皮炎，不过 SJS/TEN 通常发生在远离照射野的部位。

七、分级

放射性皮炎的严重程度可通过多种分级系统评估，最常用的是美国国立癌症研究所（National Cancer Institute，NCI）CTCAE 中的损伤、中毒和操作并发症部分，以及美国放射治疗肿瘤协作组（Radiation Therapy Oncology Group，RTOG）/欧洲癌症研究和治疗组织（European Organization for Research and Treatment of Cancer，EORTC）毒性评分系统。RTOG/EORTC 遵循的分级标准与 NCI CTCAE 相同，见表 1-4-2。

表 1-4-2　放射性皮炎分级标准

级别	临床特征
1 级	轻度红斑伴干性脱皮：轻度皮炎的特征为按压后变白的轻度红斑或干性脱皮；症状通常在治疗开始数天至数周后发生，并可在 1 个月内消退，瘙痒、脱毛及出汗减少是常见的伴发症状
2 级	中度至急剧发红以及斑点状湿性脱皮（大多局限于皮肤皱襞和皱褶处）；可能伴有中度水肿；湿性脱皮表现为表皮坏死、纤维蛋白性渗出物，且常有剧烈疼痛
3 级	皮肤皱褶和褶痕以外的区域湿润脱屑，轻微创伤或擦伤引起出血
4 级	皮肤坏死或全层真皮溃疡；受累部位自发性出血；可能需要进行皮肤移植，可出现危及生命的后果
5 级	单纯的皮炎在极其罕见的情况下可导致死亡

八、治疗

放射性皮炎的治疗取决于皮肤损伤的严重程度，包括一般皮肤护理措施、预防和治疗继发皮肤感染及使用敷料。应告知患者及家属/照料者在治疗期间注意护理患者的皮肤，以减少刺激和创伤，缓解不适，促进愈合。

在 1 级放射性皮炎的治疗过程中，局部保湿剂有利于皮肤保湿，外用皮质类固醇有利于控制瘙痒和刺激。在 2~3 级放射性皮炎的治疗过程中，柔软的吸收性硅胶泡沫敷料不会在移除时伤害创口和周围皮肤，提供理想的湿润伤口愈合环境，允许更快的再上皮化，吞噬细菌、细胞外碎片和坏死物质，吸收伤口分泌物，减轻疼痛，并保护伤口免受污染。敷料应该舒适，以增加患者长期使用的依从性。这些敷料还应该能够吸收伤口的大量浆液性渗漏，以防止浸泡周围健康皮肤，并且必须在不干扰肉芽形成和新组织的情况下移除。以银为基础的敷料在一些研究中被证明具有抗菌作用，β-葡聚糖或磺胺嘧啶银霜具有抗菌作用，可应用于治疗放射性皮炎［但仅应在放射治疗后和照射区域清洁后使用，严重肝肾损害患者以及葡萄糖-6-磷酸脱氢酶（G-6-PD）缺乏患者应谨慎使用］。对于同时接受化疗或中性粒细胞减少发生风险增加的患者，应检查血常规，并根据患者临床表现、实验室检查等评估是否进行血培养。3 级放射性皮炎可能需要中断放射治疗，这取决于患者的状况、是否存在脓毒症或严重的中性粒细胞减少，以及放射肿瘤学家的判断。中药黄柏液已被报道对治疗 3 级放射性皮炎有效，但仍需要进一步评估。

对于同时使用 EGFR 抑制剂治疗的放射治疗患者，如果出现 1～3 级放射性皮炎，一般无需中断或减少药物剂量，但有研究建议对发生 3 级放射性皮炎的患者减少西妥昔单抗的剂量。若出现 4 级放射性皮炎，则建议同时中断放射治疗和西妥昔单抗治疗。西妥昔单抗应停用至放射性皮炎至少缓解为 2 级。使用西妥昔单抗治疗时，可能需要额外治疗或预防与 EGFR 抑制剂相关的丘疹脓疱性痤疮样皮疹。

不同分级的放射性皮炎治疗见表 1-4-3。

表 1-4-3　不同分级的放射性皮炎治疗

分级	治疗
1 级	• 使用亲水性（水包油型）保湿剂保湿 • 使用 pH 中性剂或生理盐水清洁皮肤 • 开始或继续使用外用皮质类固醇，每天 1～2 次，并在放射治疗后继续使用 2 周 • 一般不使用抗组胺药与特殊敷料 注：局部保湿剂可以增加皮肤接受的照射剂量，因此应该在放射治疗前不久通知患者不要使用这些产品
2～3 级	• 在皮肤脱落部位使用敷料（如用 Mepilex Lite 或 Biatain 等柔软的吸收性硅胶泡沫敷料），使用时可联合或不联合外用药物（如磺胺嘧啶银、无定形水凝胶），根据渗出的严重程度每天或更频繁地更换敷料 • 感染时采用外用和（或）全身性抗生素进行细菌感染的标准治疗 • 对于有中性粒细胞减少或败血症症状的患者，应进行血培养 • 非甾体抗炎药可用于控制疼痛，并缓解与皮肤副反应相关的瘙痒和肿胀 • 3 级放射性皮炎可能需要中断放射治疗 • 使用中药黄柏液
4 级	• 应视个人情况处理，此时可能需要中止放射治疗，并由包括创伤科医师、放射肿瘤科医师、皮肤科医师与护理人员的多学科团队治疗 • 外科清创、全厚皮片移植、肌皮瓣或带蒂皮瓣移植 • 对于已感染或有感染风险的伤口，应考虑使用全身性或外用抗菌药

九、预防

（一）放射治疗技术

1. 调强适形放射治疗（IMRT）和容积旋转调强放射治疗（volumetric-modulated arc therapy，VMAT）：可以照射计划的治疗靶区，同时又能最大限度地减少靶区外正常组织的辐射。有研究发现这些技术能够降低皮肤副反应的发生率。

2. 大分割放射治疗：在总剂量相同的情况下，可在较短的时间内（即治疗次数减少）使用更高的日分割照射剂量。有研究显示，大分割放射治疗组的皮炎、瘙痒、色素沉着过度及疼痛的发生率更低。

3. 部分部位照射：加速部分乳腺照射（accelerated partial breast irradiation，APBI）在特定低风险乳腺癌患者中可作为保乳手术后全乳腺放射治疗的替代方法。与全乳腺放射治疗相比，APBI 的急性副反应发生率更低，且复发风险并未升高。

（二）皮肤护理

在放射治疗期间及放射治疗结束后 2～4 周，需保护治疗区皮肤免受刺激和摩擦，可以采取以下措施：

1. 保持照射区皮肤清洁和干燥。

2. 使用温水和温和的肥皂进行清洗，如优选 pH 值（4～6）接近人体皮肤表面的人工合成的无皂和无香精的液体沐浴露。

3. 每天使用 2～3 次无香型、不含羊毛脂的水基保湿剂，包括不进行放射治疗时。

4. 避免皮肤刺激，如避免使用香水和含乙醇的护肤品。

5. 穿宽松衣物，以免擦伤。

6. 不在皮肤皱褶处使用玉米淀粉或婴儿爽身粉。

7. 避免日晒。

8. 避免在治疗区域内进行湿刮毛，建议选择电动剃须刀。

9. 除臭剂（尤其是含金属除臭剂）在放射治疗期间的使用备受争议，一方面其可能引起补偿片效应，另一方面可减少难以忍受的出汗。

10. 推荐使用外用皮质类固醇来预防重度放射性皮炎及减少不适和瘙痒。从首次放射治疗之日开始，每天对照射野使用 1～2 次低至中效外用皮质类固醇（4～6 组），如 0.1%糠酸莫米松或 0.1%丁酸氢化可的松乳膏，并在整个治疗周期中持续使用。如果感染区域有任何渗出物或怀疑皮肤感染，应停止治疗。

11. 其他外用药物及敷料包括芦荟、三乙醇胺、硫糖铝、透明质酸、磺胺嘧啶银、凡士林软膏、维生素 C、尿囊素、杏仁油、橄榄油、右泛醇、洋甘菊、金盏花、阻挡膜、银尼龙敷料和硅酮成膜凝胶敷料。然而，目前几乎没有证据表明这些外用药物及敷料可有效预防或减轻放射性皮炎。

12. 全身性药物包括蛋白水解酶（木瓜酶、胰蛋白酶和糜蛋白酶混合物）、己酮可可碱、抗氧化剂、锌补充剂、硫糖铝和姜黄素等。但目前几乎没有证据证明这些全身性药物治疗有效。

十、总结与推荐

1. 流行病学与危险因素：放射性皮炎是癌症放射治疗常见的副反应之一，累及约90%的放射治疗患者，尤其是乳腺癌、头颈部癌、肺癌或肉瘤患者。其危险因素包括放射治疗部位、年龄较大、女性和肥胖。

2. 临床表现与分级：放射性皮炎的临床表现包括红斑、水肿、色素改变、毛发脱落和干性脱皮或湿性脱皮，取决于照射剂量。放射性皮炎的严重程度常用 NCI CTCAE 或 RTOG 毒性评分系统来评估，分为轻度（1 级）至重度（3 级和 4 级）。

3. 诊断：放射性皮炎是一种临床诊断，依据为近期有放射治疗史的患者出现红斑、干性脱皮或湿性脱皮。

4. 预防。

（1）放射治疗技术：先进的调强适形放射治疗和容积旋转调强放射治疗可照射计划的治疗靶区，同时能最大限度地减少靶区外正常组织的辐射，这些技术可降低放射性皮炎的发生率。

（2）外用皮质类固醇：我们推荐放射治疗患者除了采取一般皮肤护理措施，还应预防性使用外用皮质类固醇以预防重度放射性皮炎（Grade 1B）。每次放射治疗后，可在照射野涂敷低至中效外用皮质类固醇，每天 1～2 次。疗效尚未得到证实的药物包括芦荟、三醇胺、硫糖铝、透明质酸、磺胺嘧啶银和银尼龙敷料。

5. 治疗：放射性皮炎的治疗取决于皮肤损伤程度。1 级放射性皮炎患者通常只需要采取一般皮肤护理措施，不需要任何特异性治疗。对于发生湿性脱皮的 2～3 级放射性皮炎，一般使用柔软的吸收性硅胶泡沫敷料处理。继发细菌感染者可采取外用和（或）全身性抗生素治疗。出现全层皮肤坏死的 4 级放射性皮炎患者可能需要手术清创，以及全厚皮片移植或肌皮瓣或带蒂皮瓣移植。

主要参考文献

[1] SALVO N, BARNES E, VAN DRAANEN J, et al. Prophylaxis and management of acute radiation-induced skin reactions: a systematic review of the literature [J]. Current Oncology, 2010, 17 (4): 94-112.

[2] BROWN K R, RZUCIDLO E. Acute and chronic radiation injury [J]. Journal of Vascular Surgery, 2011, 53 (1 Suppl): 15s-21s.

[3] PIRES A M, SEGRETO R A, SEGRETO H R. RTOG criteria to evaluate acute skin reaction and its risk factors in patients with breast cancer submitted to radiotherapy [J]. Revista Latino-Americana de Enfermagem, 2008, 16 (5): 844-849.

[4] BONNER J A, HARARI P M, GIRALT J, et al. Radiotherapy plus cetuximab for squamous-cell carcinoma of the head and neck [J]. The New England Journal of Medicine, 2006, 354 (6): 567-578.

[5] HYMES S R, STROM E A, FIFE C. Radiation dermatitis: clinical presentation, pathophysiology, and treatment 2006 [J]. Journal of the American Academy of Dermatology, 2006, 54 (1): 28-46.

[6] MüLLER K, MEINEKE V. Radiation-induced alterations in cytokine production by skin cells [J]. Exprimental Hematology, 2007, 35 (4 Suppl 1): 96-104.

[7] BERNIER J, RUSSI E G, HOMEY B, et al. Management of radiation dermatitis in patients receiving cetuximab and radiotherapy for locally advanced squamous cell carcinoma of the head and neck: proposals for a revised grading system and consensus management guidelines [J]. Annals of Oncolgoy, 2011, 22 (10): 2191-2200.

[8] MARTIN M, LEFAIX J, DELANIAN S. TGF-beta1 and radiation fibrosis: a master switch and a specific therapeutic target? [J]. International Journal of Radiation Oncology • Biology • Physics, 2000, 47 (2): 277-290.

[9] MEGHRAJANI C F, CO H C, ANG-TIU C M, et al. Topical corticosteroid therapy for the prevention of acute radiation dermatitis: a systematic review of randomized controlled trials [J]. Expert Reviews of Clinical Pharmacology, 2013, 6 (6): 641-649.

[10] LEE J H, KAY C S, MAENG L S, et al. The clinical features and pathophysiology of acute radiation dermatitis in patients receiving tomotherapy [J]. Annals of Dermatology, 2009, 21 (4): 358-363.

[11] EMAMI B, LYMAN J, BROWN A, et al. Tolerance of normal tissue to therapeutic irradiation [J]. International Journal of Radiation Oncology • Biology • Physics, 1991, 21 (1): 109-122.

[12] SAFWAT A, BENTZEN S M, TURESSON I, et al. Deterministic rather than stochastic factors explain most of the variation in the expression of skin telangiectasia after radiotherapy [J]. International Journal of Radiation Oncology • Biology • Physics, 2002, 52 (1): 198-204.

[13] POROCK D, KRISTJANSON L, NIKOLETTI S, et al. Predicting the severity of radiation skin reactions in women with breast cancer [J]. Oncologly Nursing Forum, 1998, 25 (6): 1019-1029.

[14] DE NAEYER B, DE MEERLEER G, BRAEMS S, et al. Collagen vascular diseases and radiation therapy: a critical review [J]. International Journal of Radiation Oncology • Biology • Physics, 1999, 44 (5): 975-980.

[15] RYAN J L, BOLE C, HICKOK J T, et al. Post-treatment skin reactions reported by cancer patients differ by race, not by treatment or expectations [J]. The British Journal of Cancer, 2007, 97 (1): 14-21.

[16] HARRIS G, CRAMP W A, EDWARDS J C, et al. Radiosensitivity of peripheral blood lymphocytes in autoimmune disease [J]. International Journal of Radiatio

Biology and Related Studies in Physics Chemistry and Medicine, 1985, 47 (6): 689－699.

[17] MCCURDY D, TAI L Q, FRIAS S, et al. Delayed repair of DNA damage by ionizing radiation in cells from patients with juvenile systemic lupus erythematosus and rheumatoid arthritis [J]. Radiation Research, 1997, 147 (1): 48－54.

[18] MCQUESTION M. Evidence-based skin care management in radiation therapy [J]. Seminars in Oncology Nursing, 2006, 22 (3): 163－173.

[19] CAMIDGE R, PRICE A. Characterizing the phenomenon of radiation recall dermatitis [J]. Radiotherapy and Oncology, 2001, 59 (3): 237－245.

[20] BOSTRöM A, SJöLIN-FORSBERG G, WILKING N, et al. Radiation recall-another call with tamoxifen [J]. Acta Oncologia, 1999, 38 (7): 955－959.

[21] PARRY B R. Radiation recall induced by tamoxifen [J]. Lancet, 1992, 340 (8810): 49.

[22] CHAN R J, WEBSTER J, CHUNG B, et al. Prevention and treatment of acute radiation-induced skin reactions: a systematic review and meta-analysis of randomized controlled trials [J]. BioMedCentral Cancer, 2014, 31 (14): 53.

[23] BOLDERSTON A, LLOYD N S, WONG R K, et al. The prevention and management of acute skin reactions related to radiation therapy: a systematic review and practice guideline [J]. Supportive Care in Cancer, 2006, 14 (8): 802－817.

第二章　头颈部放射治疗的急性副反应

第一节　放射性脱发

一、概述

脱发（hair loss）是头部受到放射线照射所引起的急性副反应之一。几乎所有的接受颅脑放射治疗的原发性或继发性脑肿瘤患者或接受全脑放射治疗的患者都会出现短暂性脱发。此外，头颈部癌症患者接受放射治疗亦可能导致脱发。研究发现，当毛囊受照射剂量达到 43Gy 时，患者中有 50％会发生永久性脱发。

脱发对患者外观产生非常大的影响，给患者的生活质量、心理等带来很大影响，甚至有可能会使患者抗拒抗肿瘤治疗，导致抗肿瘤治疗失败。近年来，关于剂量－反应关系的研究不断深入，加之放射治疗设备及技术的进步，肿瘤学家得以更加科学、个性化地设计治疗方案，以最大限度地减少永久性脱发的风险和改善暂时性脱发的症状。本章节主要关注放射治疗所致脱发，即放射性脱发。

二、发病机制

放射性脱发的发病机制包括射线对生长初期毛囊活跃分裂基质细胞的急性损伤，导致生长初期毛发营养不良，立即脱落丢失；还有一些生长初期毛囊会过早进入休止期，导致头发提前脱落。头发呈周期性生长，其生长周期包括三个阶段：生长期、退行期和休止期。毛囊通常位于头皮下 3～5mm 处，正常成人的头发绝大多数都处于生长初期。处在生长初期的毛发细胞迅速增殖，进行活跃的有丝分裂。其中基底角质形成细胞、黑素细胞、毛囊细胞（尤其是机体新生毛囊）对放射线高度敏感，放射线引起上述细胞 DNA 损伤，进而导致脱发。

放射可造成结构性组织损伤，诱导真皮肥大细胞脱颗粒，导致头部受照射处皮肤产生炎症。由于放射治疗期间大部分基底角质形成细胞都被破坏，头皮自我更新能力受到严重损坏。除此之外，放射线还会对皮肤细胞间的信息传递造成显著影响，刺激产生大量细胞因子和趋化因子作用于相应靶点。头部受照射部位皮肤持续发生炎症，导致毛发生长的土壤被破坏，引起脱发。

三、发生时间

脱发通常在接受第一次放射治疗后的 1～3 周发生。受损毛囊常在放射治疗停止几周后逐渐恢复正常，在放射治疗结束后2～3个月毛发完全再生，脱发症状消退。然而，再生的头发相较以前往往较为稀疏，并伴有发色、质地等的变化。绝大多数脱发都为可逆性，少数患者尤其是大剂量放射治疗患者出现不可逆性脱发。

四、危险因素

（一）治疗相关因素

1. 放射治疗：放射方案、总剂量、分割剂量以及照射部位、体积、表面积等均会影响脱发的严重程度。放射治疗时的照射剂量是脱发最为主要的危险因素，使用约2Gy剂量后即可检测到暂时性脱发。越大的总剂量、分割剂量等往往造成越严重的脱发，并且急性副反应发生风险越大。研究发现，在照射剂量为36Gy（2Gy/f，5d/week）的患者中有0～80%（中位数为5%）会出现永久性脱发，在照射剂量为45 Gy（3Gy/f，5d/week）的患者中有5%～100%（中位数为15%）出现永久性脱发。国际辐射防护委员会研究指出，单次分割剂量为7Gy时可对毛囊造成不可逆损伤而导致永久性脱发。此外，放射治疗时的照射光束能量、照射形式、辅助固定材料性质等也与脱发情况密切相关。较低光束能量、多个重叠光束、高厚度固定材料，使放射性脱发的风险和严重程度显著增加。

2. 化疗：恶性肿瘤患者在接受放射治疗的同时常联合化疗药物（传统化疗药物如蒽环类、紫杉烷类等）或者表皮生长因子受体（EGFR）抑制剂进行多学科抗肿瘤治疗。化疗药物有共同的分子损伤反应途径，其细胞毒性促进毛囊细胞凋亡和黑色素生成而最终造成脱发。既往接受过化疗的患者（烷基化剂最为常见）发生放射性脱发的风险显著增加。靶向治疗药物通过阻断肿瘤细胞的生长和营养获取途径来发挥作用，有研究发现，EGFR－Ras－Raf通路的失调可导致毛囊形态异常。

3. 免疫治疗：目前认为放射治疗前后使用免疫检查点抑制剂治疗不会增加脱发风险，但也有研究发现进行免疫治疗和干细胞移植治疗时，针对毛囊抗原炎症反应的激活和毛囊免疫耐受的失衡可能加重脱发。

（二）患者相关因素

1. 生活方式因素：肥胖、营养状况不佳、长期受到日晒的患者，其脱发风险可能会增加。

2. 遗传因素：遗传易感性与脱发也有密切联系。患有DNA修复障碍相关遗传性疾病，如着色性干皮病、Gorlin综合征或共济失调－毛细血管扩张症，脱发的严重程度和发生重度放射性皮炎的风险增加。

五、临床表现

患者接受放射治疗后不仅是头发脱落，只要有毛发生长的区域都有可能脱落毛发，如眉毛、鼻毛等都可能受到影响而脱落。放射性脱发主要局限于受照射区域，也有可能在受照射区域附近出现斑片状秃发斑。毛发皮肤镜下可见黄点征和黑点征，出现绒毛状短发、毛周征和短发现象。脱发后，头皮对辐射更为敏感，可能伴随发生放射性皮炎和其他皮肤损伤。患者接受放射治疗后，在脱发的同时逐渐发生急性放射性皮炎，发生时间从放射治疗开始后数天到数周不等。根据不同的照射剂量、时间和个体皮肤敏感度，皮肤的改变包括但不限于红斑、水肿、色素沉着和改变、干性脱皮或湿性脱皮。

六、诊断及鉴别诊断

（一）诊断标准

必须充分结合病史、临床表现及各种检查手段所获辅助信息，联系临床肉眼观察结果以及毛发镜检等结果综合判断。患者在过去 3 个月内有放射治疗史并出现相应区域毛发稀疏和皮肤变化等情况，临床特征为单发或多发的斑片状秃发斑，可相互融合为网状，受损皮肤界限清晰并主要集中于受照射区域。

诊断不明确或必要时进行皮肤活检，做组织病理学检查，脱发进展期的典型表现为毛球部周围浸润淋巴细胞、少量嗜酸性粒细胞。毛发镜下特征为黑点征、断发、黄点征和最具诊断价值的惊叹号样发。

（二）鉴别诊断

放射性脱发的鉴别诊断包括可在放射治疗期间或结束后发生的其他类型脱发。

1. 雄激素性脱发：雄激素性脱发是一种非瘢痕性、毛囊进行性小型化、毛发进行性减少的脱发疾病，发病年龄特殊，通常在青春期和青春期后发病，具有一定形态分布特征和遗传倾向。临床表现为弥漫性头发变稀、变细、变软。

2. 休止期脱发：是一种常见的非瘢痕性脱发，某些诱因导致大量头发提前或同步进入休止期随后脱落。致病原因复杂多样，发热、手术创伤、休克、营养不良、严重精神因素、慢性疾病［如系统性红斑狼疮、甲状腺功能亢进症（甲亢）、甲状腺功能减退症（甲减）等］以及使用药物等都可能引起。从受到刺激到临床表现出症状常有 2～4 个月潜伏期。休止期脱发一般呈全头皮弥漫性，拉发试验为阳性，脱落头发为棒状发。休止期脱发在病理学上毛囊总数和大小是正常的，但是退行期/休止期的终毛比例增加，而且发病区域无明显炎症改变。

3. 梅毒脱发：是梅毒螺旋体感染时的毛发表现，在梅毒感染后 1 年左右出现，属于二期梅毒的表现之一。脱发区常为甲盖大小、圆形或椭圆形秃斑，呈虫蚀状，边缘不清，患处头皮基本正常，患者无其他自觉症状。梅毒脱发的组织病理学表现与放射性脱发非常类似，病理学上二者区分较为困难，需结合临床梅毒学检测结果进行鉴别。毛发镜下，梅毒脱发与放射性脱发表现非常接近，可以见到黑点征、断发、黄点征等，但惊叹号样发较为罕见，可作为与放射性脱发的鉴别点。

七、分级

目前主要采用 CTCAE 将脱发分为两个等级。1 级：脱发量少于正常发量的 50%，远距离肉眼观察并不明显，但近距离观察可发现；患者需要更换发型来掩饰脱发，但并不需要佩戴假发来掩饰（附图 6）。2 级：脱发量超过正常发量的 50%，很容易被他人肉眼观察到（附图 7）。患者需要佩戴假发才能完全掩饰脱发，影响患者的心理及生活质量。

八、治疗

对于放射治疗后出现永久性脱发的患者，可以根据脱发发生位置、面积、患者年龄以及预后状况考虑选择毛发重建手术。目前，已有成功应用 A 型肉毒毒素（botulinum toxin type A，BTXA）治疗放射性脱发的病例报告，但具体疗效和机制仍然有待进一步的研究。

发生脱发后的皮肤很有可能出现放射性皮炎，应当告知患者及家属/照料者在放射治疗期间注意护理患者照射部位皮肤，尽量减少刺激和创伤，缓解不适以及促进愈合和毛囊恢复。当患者出现脱发后，采取清洁和使用温和亲水性（水包油型）保湿剂等一般皮肤护理措施。洗发时选择刺激性较小的洗发剂，可选择婴幼儿产品，使用柔软、对头皮无刺激性的梳子，可促进头皮血液循环，有利于头发再生，也可用指腹轻轻按摩头皮。建议患者开始或继续（如果已为了预防而使用）使用外用皮质类固醇来抑制瘙痒和刺痛。

脱发对患者心理影响巨大，因此，帮助患者进行心理调整，做好心理建设有着特殊意义。大部分患者在放射治疗之初出现脱发时会感到恐惧、绝望，应在常规治疗之外给予患者尊重、理解与支持。脱发严重时可以佩戴假发，但应选择质地柔软、不刺激伤害头皮的假发。

此外，可以考虑中医药在增效解毒、综合调理方面的效果，帮助患者进行饮食和生活习惯的调整。保障每天营养摄入，选择含有丰富维生素的新鲜蔬果、含人体全部所需氨基酸的动物肉类制品以及含钙、铁丰富的食物防治脱发。豆制品是优质蛋白质的来源，对头发的生长有重要的促进和支持作用。含钙、铁丰富的食物，如核桃，同时含有 ω-3 脂肪酸，对生发乌发具有良好效果。注意清淡饮食，少食高钠、高油脂、高糖以及刺激性食物。

九、预防

为帮助患者最大限度地缓解脱发副反应，降低脱发带来的生理、心理不适，一般建议患者在接受放射治疗期间避免过度梳头、烫染发等任何头发造型、使用吹风机等，推荐患者使用较为温和的婴儿洗发水或其他不含任何香精香料、无刺激、温和的洗发水或护发素。患者可在接受放射治疗前将头发剪至中短长度。

放射治疗患者出现脱发后生活质量往往受到较大影响，患者心理压力大。调整应用更为先进的放射治疗技术，如调强适形放射治疗和容积旋转调强放射治疗，可以在保证完整照射计划的治疗靶区的同时，最大限度地减少靶区外正常组织受到的照射，减少对毛囊的损害。

研究发现，一种膜透性自由基清除剂 Tempol，即 4-羟基-2,2,6,6-四甲基哌啶-1-氧基，局部应用可能发挥预防放射性脱发的作用，其在临床实践中的有效性和安全性仍然需要进行更大规模的研究予以评估确认。抗氧化物如谷胱甘肽、硫辛酸以及抗氧化维生素 A、维生素 C、维生素 E 可以作为天然的辐射保护剂，降低放射治疗的毒性。但非选择性自由基清除剂可能的肿瘤保护作用仍需进一步探讨。尽管局部应用这些抗氧化剂已被证实会抑制全身吸收和随后出现的肿瘤保护现象，但似乎并不能消除肿瘤保护作用。还需要进一步的研究来确定在放射治疗期间使用这些药物的安全性。研究也发现，全身或局部应用前列腺素 E_2、维生素 D_3，局部使用血管收缩剂，皮下应用角质细胞生长因子，服用人参和咖啡因都可能保护毛囊免受辐射毒性，但以上这些药物对放射性脱发的预防作用同样有待临床试验证实。此外，临床应用氮氧化物有助于减少放射性脱发损害及其他副反应。

主要参考文献

[1] SOURATI A，AMERI A，MALEKZADEH M. Acute side effects of radiation therapy a guide to management [M]. Switzerland: Springer International Publishing AG，2017.

[2] DE PUYSSELEYR A，VAN DE VELDE J，SPELEERS B，et al. Hair-sparing whole brain radiotherapy with volumetric arc therapy in patients treated for brain metastases: dosimetric and clinical results of a phase Ⅱ trial [J]. Radiation Oncology，2014，29 (9): 170.

[3] BROOK I. Early side effects of radiation treatment for head and neck cancer [J]. Cancer Radiother，2021，25 (5): 507-513.

[4] FREITES-MARTINEZ A，SHAPIRO J，VAN DEN HURK C，et al. Hair disorders in cancer survivors [J]. Journal of the American Academy of Dermatology，2019，80 (5): 1199-1213.

[5] SONG S，LAMBERT P F. Different responses of epidermal and hair follicular cells to radiation correlate with distinct patterns of p53 and p21 induction [J]. Amerian Journal of Pathology，1999，155 (4): 1121-1127.

[6] OUNSAKUL V，IAMSUMANG W，SUCHONWANIT P. Radiation-induced alopecia after endovascular embolization under fluoroscopy [J/OL]. https://pubmed.ncbi.nlm.nih.gov/28074164/.

[7] LAWENDA B D，GAGNE H M，GIERGA D P，et al. Permanent alopecia after cranial irradiation: dose - response relationship [J]. International Journal of Radiation Oncology • Biology • Physics，2004，60 (3): 879-887.

[8] ALI S Y，SINGH G. Radiation-induced alopecia [J]. International Journal of Trichology，2010，2 (2): 118-119.

[9] MIN C H，PAGANETTI H，WINEY B A，et al. Evaluation of permanent alopecia in pediatric medulloblastoma patients treated with proton radiation [J]. Radiation Oncology，2014，18 (9): 220.

[10] SOREF C M，FAHL W E. A new strategy to prevent chemotherapy and

radiotherapy-induced alopecia using topically applied vasoconstrictor [J]. Internationla Journal of Cancer，2015，136（1）：195－203.
[11] LIU Y Q，WANG X L，HE D H，et al. Protection against chemotherapy-and radiotherapy-induced side effects：a review based on the mechanisms and therapeutic opportunities of phytochemicals [J]. Phytomedicine，2021（80）：153402.

第二节　放射性脑损伤

一、概述

放射治疗可用于治疗原发性或转移性脑肿瘤患者，还可以作为预防性治疗措施用于肿瘤累及中枢神经系统风险较高的特定患者，如小细胞肺癌患者。放射性脑损伤是接受脑部放射治疗患者不可忽视的急性副反应，在脑部接受放射治疗后的任何时间、任何情况下都有可能发生。按照放射性脑损伤出现的时间，其可分为三种类型：急性放射性脑损伤（照射期间或照射后数天到 1 个月）、早迟发反应型放射性脑损伤（照射后 1～6 个月）、晚迟发反应型放射性脑损伤（照射结束 6 个月后或更长时间）。现有研究报告显示，在接受常规分割脑照射的患者中，2%～40%可能出现急性放射性脑损伤。在大部分脑组织接受超过 3Gy/f 放射治疗的患者中，高达 50%的患者可能发生急性放射性脑损伤。早迟发反应型放射性脑损伤可表现为原发性症状恶化或放射性嗜睡综合征（radiation somnolence syndrome，RSS），主要在儿童白血病患者接受预防性放射治疗后出现，平均发病率为 10%～79%。

需要指出的是，将脑肿瘤进展与放射性脑损伤进行准确区分是非常重要的。放射性脑损伤出现在放射治疗后几周至 6 个月，大部分无典型症状，但可表现为原发性症状加重、短暂性认知功能障碍或嗜睡。放射性脑损伤的影像学表现与肿瘤相似，因此非常难以区分，经常被误认为肿瘤复发或进展，发生率从仅接受放射治疗的 9%到接受放化疗的 32%不等。因此，对放射性脑损伤进行识别、预防以及治疗具有重要的意义。

二、发病机制

放射治疗杀伤脑部肿瘤细胞的同时，会损伤肿瘤细胞周围的正常细胞，损伤脑部血管、神经元、胶质细胞以及其他细胞，血管损伤导致缺氧，引起大脑细胞结构和功能的改变。放射治疗可导致血－脑屏障通透性增加，诱发脑水肿，出现颅内高压。大脑少突胶质细胞对辐射极其敏感。亚急性反应被认为是少突胶质细胞耗竭和短暂脱髓鞘的结果。此外，不同脑细胞亚群之间形成复杂的、动态的相互作用关系，这也会导致放射性脑损伤的发生。

（一）血管损伤

目前认为血管损伤是放射性脑损伤发展的一个关键因素。放射线造成血管内皮细胞损伤及死亡，继而引起毛细血管结构发生变化，并且放射线引起平滑肌细胞异常增殖，引起管腔狭窄或阻塞，上述病理生理改变导致脑血流量减少，引发脑组织缺血缺氧以及颅内压升高，出现相应症状。此外，损伤的血管还会诱导脑细胞肿胀死亡，产生并释放更多氧自由基、细胞因子等诱发炎症反应；还可能会导致金属蛋白酶及其抑制剂表达失衡，血管内皮生长因子（VEGF）、血管紧张素Ⅰ、血管紧张素Ⅱ表达发生变化，血－脑屏障通透性增加，进一步加重颅内水肿及脑部损伤。

（二）神经胶质细胞损伤

主要分布在中枢神经系统起支持营养作用的胶质细胞可修复神经系统，激发免疫应答。神经系统中少突胶质细胞对电离辐射极为敏感，受到照射后其自我更新能力显著下降。星形胶质细胞不仅在神经系统的信息传递、营养支持等方面发挥重要作用，还与内皮细胞共同参与维持血－脑屏障的完整性。辐射会导致星形胶质细胞活化，分泌的胶质纤维蛋白等增加。小胶质细胞属于单核巨噬细胞。当受到辐射时，小胶质细胞被诱导活化，细胞形状随之发生变化，分泌多种介质并最终导致神经炎症的发生。

三、发生时间

放射性脑水肿最早可以发生于常规分割（2Gy/f）第一次治疗后的数小时内。颅内压升高或者放射线导致的其他神经系统症状可随着照射剂量的增加而加重。但是，总剂量在60Gy（常规分割）以内时，患者上述症状通常比较轻微且持续时间较短。一些亚急性反应，比如嗜睡、神经功能障碍等，通常在治疗结束后4～8周开始出现，持续数天到6周不等，并会在几周至几个月内自行消退。

四、危险因素

（一）治疗相关因素

1. 放射治疗：放射治疗的分割方式、总剂量以及受照射体积是放射性脑损伤的主要影响因素。一般来说，脑组织能耐受的累积放射治疗总剂量为50～60Gy（常规分割），在此范围以外，放射性脑损伤的发生率随着累积放射治疗总剂量的增加而明显升高。受照射体积也是影响放射性脑损伤的重要因素，全脑2/3体积接受50Gy照射剂量导致的脑损伤风险与全脑1/3体积接受60Gy照射剂量相当。因此，减少脑部受照射体积能够减少患者放射治疗后认知功能障碍的发生风险。此外，脑组织各个部位对放射损伤的耐受情况也各不相同，相比之下，神经传导束较为密集的脑白质如脑干，对放射损伤更加敏感。

2. 联合治疗：研究发现，手术或者同步放化疗并未增加放射性脑损伤的发生率。但是，同步放化疗导致放射性脑坏死的发生率明显增加。

（二）患者相关因素

放射治疗对脑组织的影响往往存在个体差异。在相同的放射治疗方案下，老年人、幼儿、有基础疾病者等，其脑组织可能对放射线及其造成的损伤更加敏感，尤其是儿童的脑组织对放射线的敏感性最高，年龄越小的患者，放射治疗引起的认知功能障碍发生风险越大。年龄、性别、基础疾病及遗传因素等与放射性脑损伤的发生风险密切相关。

五、临床表现

（一）症状与体征

急性期表现大多与颅内高压有关，其他的放射性脑损伤表现与照射部位剂量等有关。

1. 颅内压升高：在急性期，所有症状几乎都与颅内压升高有关，包括头痛、恶心、呕吐、精神状态改变，或正在接受治疗的疾病病变产生的新症状或现有症状恶化加重。这些症状是可以通过药物控制的，当全脑总剂量低于 60Gy 或者放射治疗靶体积较小的情况下给予更高剂量时，这些症状通常是暂时的。然而，极少数对大面积脑组织使用高分割剂量（大于 3Gy）的患者，以及在预处理时颅内压显著升高的患者，可能会发生脑疝。

2. 脑部局灶症状：该症状的出现与受照射脑区功能受损有关，常表现为运动障碍、感觉功能异常、语言能力受损、神经反射减弱或消失，严重者可发生呼吸肌麻痹、心搏骤停等，危及生命。

3. 大脑皮质受损：可诱发认知功能障碍（主要表现为记忆力减退）、精神异常、癫痫发作等。

4. 嗜睡综合征：嗜睡一般指过度困倦或睡眠。嗜睡综合征是一系列症状的集合，包括嗜睡、疲劳、厌食、头痛、吞咽困难、言语不清、恶心、呕吐，有时还伴有低热。脑部磁共振成像（MRI）结果显示非特异性白质信号增强。由于成人所接受的照射剂量通常大得多，因此成人患有嗜睡综合征时可能表现出与儿童患者不同的症状，除了嗜睡综合征的典型症状，还可出现原发性症状的短暂性恶化（如癫痫发作、瘫痪加重等）。这些症状可能极为危险，应该及时予以支持治疗和皮质类固醇药物。短暂性认知功能障碍可能会在放射治疗结束后的 6～8 周出现。

（二）辅助检查

1. 影像学检查：磁共振成像（MRI）对放射性脑损伤的灵敏度要高于计算机断层扫描（CT），可作为放射性脑损伤的首选影像学方法。颅内肿瘤在放射治疗后 MRI 表现结果不一，如 T_2 加权成像无白质高信号（non－enhancing white matter hyperintensities on T_2－weighted imaging）提示水肿，辐射引起的内皮损伤和血－脑屏障破坏导致造影增强病变在放射肿瘤体积内或附近增大等。急性放射性脑损伤的影像学检查（包括 CT 和 MRI）通常都不是很典型，但是仍然能够与无明显清晰变化的弥漫性脑肿胀相区别。无论是CT还是MRI，均难以区分放射性脑坏死与肿瘤复发进展。

2. 实验室检查：患有嗜睡综合征的患者的脑脊液分析显示，蛋白质水平和脑脊液细胞数量升高。脑电图（EEG）显示所有接受脑部放射治疗的儿童，大脑皮质电活动弥漫性下降的程度强于预期值。

六、诊断及鉴别诊断

（一）诊断标准

放射性脑损伤的诊断应基于临床症状、影像学检查和对类固醇治疗的反应等进行综合评估。嗜睡综合征的特征是过度嗜睡或睡眠，伴有颅内压升高的迹象，如头痛、厌食、恶心、呕吐。它的诊断可根据出现症状的时间确定，即在放射治疗后4～8周开始出现的一组症状，尤其是儿童。

在脑部接受放射治疗后临床症状恶化的患者中，区分放射性脑坏死与肿瘤复发进展是非常困难且具有挑战性的。现行临床常用影像学检查很难区分，除非在照射区域以外出现新的病变。活体组织检查是一种侵入性操作，可能会对结果造成影响，一般不建议在这种情况下进行。一些新的MRI技术如磁共振波谱（magnetic resonance spectroscopy，MRS）、磁共振扩散张量成像等有研究应用前景。

（二）鉴别诊断

尽管复发性肿瘤与放射性脑损伤的病理变化具有更具体的病变特征，但在曾接受过手术切除或放射治疗的高级别神经胶质瘤患者中，常规的影像学检查结果用于鉴别复发性肿瘤与放射性脑损伤效果不佳。正电子发射断层显像（PET）对鉴别放射性脑损伤与复发性肿瘤可能有帮助，通常通过手术或活体组织检查鉴别复发性肿瘤与放射性脑损伤。

七、分级

放射性脑损伤有不同的分级标准。目前常用的有RTOG/EROTC放射性脑损伤分级标准（表2-2-1）、NCI CTCAE放射性脑损伤分级标准（表2-2-2）。我国目前主要沿用NCI CTCAE放射性脑损伤分级标准。嗜睡综合征可以借助患者每天自行记录的情况进行评估，主要内容有嗜睡、睡眠、疲劳、精神集中情况、食欲。患者的食欲可以通过视觉模拟评分（visual analogue scales，VAS）进行评估。Littman等学者提供了一种基于观察者的嗜睡综合征分级量表（表2-2-3）。

表 2-2-1 RTOG/EROTC 放射性脑损伤分级标准

级别	表现
1	功能状态较为正常，能够完成日常工作，神经系统症状轻微，不需要药物治疗
2	神经系统检查结果满足收入院要求，可能需要护理，可能需要皮质类固醇或抗癫痫类药物治疗
3	有神经系统症状，需要住院并接受初步治疗
4	有较为严重的神经损伤，即使入院或接受药物治疗仍然伴有瘫痪、昏迷或癫痫每周发作超过 3 次等情况

表 2-2-2 NCI CTCAE 放射性脑损伤分级标准

级别	表现
0	无症状
1	症状轻微
2	中等症状，使用工具的日常生活能力受限
3	严重症状，生活自理能力受限
4	出现威胁生命的并发症，需要医疗手段介入
5	死亡

表 2-2-3 Littman 嗜睡综合征分级量表

级别	表现
0（无）	行为表现无异常变化
1（极轻微）	表现出一些疲劳，但行为活动并无减少
2（轻度）	行为活动减少，疲惫感增加，可能伴有低热
3（中度）	日间睡眠时间延长，食欲下降，低热，大部分活动减少
4（重度）	不活跃，每天睡眠时长达 18～20 小时，低热，食欲明显下降，仅摄入一些口服液体

八、治疗

放射性脑损伤的传统治疗方案是使用皮质类固醇，临床应用皮质类固醇通常可以缓解颅内高压及嗜睡综合征的症状。短期的皮质类固醇治疗可能有助于急性和亚急性放射性脑损伤患者。对于有明显瘤周脑水肿和有严重不良反应的脑水肿患者，建议放射治疗前给予皮质类固醇。对无症状脑水肿患者可以不使用皮质类固醇进行预处理。有研究发现，皮质类固醇联合抗抑郁药对降低嗜睡综合征的发生率有一定作用，该结论尚需进一步的研究验证。贝伐珠单抗（bevacizumab）可以与血管内皮生长因子（VEGF）结合，降低脑血管通透性，并可以发挥抗肿瘤作用。患者病情进展迅速时，可以短期使用 5～7 天脱水药物以对症治疗颅内高压。通过高压氧舱疗法提高脑组织供氧，促进神经血管再生。此外，还可以使用脑保护药物以及自由基清除剂减轻放射性脑损伤病情。

（一）药物治疗

用皮质类固醇治疗脑水肿和颅内高压是放射性脑损伤药物治疗的组成部分。地塞米松是诸多皮质类固醇药物的首选，其半衰期长，盐皮质激素活性低，对患者认知功能的影响也相对较低。地塞米松可以使患者症状在4～6小时内普遍缓解，而大多数患者的神经功能可以在24～72小时内改善。

预防性使用：于放射治疗前2周开始，每天口服或静脉注射4～16mg地塞米松。

治疗性使用：先静脉注射10mg，然后每6小时静脉注射4mg。

对于糖尿病患者，在皮质类固醇治疗期间需要根据实际血糖水平调整药物。由于抗惊厥药物（如苯妥英、卡马西平和苯巴比妥）能够诱导肝微粒体，使用抗惊厥药物的患者可能需要较高剂量的地塞米松来控制脑水肿。在脑肿瘤患者中使用地塞米松超过2周即会抑制下丘脑－垂体－肾上腺皮质轴。患者临床症状得到改善后，应该逐渐将地塞米松剂量减少到最低有效剂量，并在放射治疗完成后2～4周逐渐减少用量并停用。逐渐停用地塞米松也可以有效防止回弹性水肿和症状复发。在减量过程中，如果任何症状恢复或恶化，应恢复使用地塞米松以前的剂量。

甘露醇或甘油果糖等脱水药物也常用于头部放射治疗所致急性颅内高压。此外，其他可以减少血管源性脑水肿而不会造成皮质类固醇不良反应的药物正在不断研究中，如血管内皮生长因子受体、酪氨酸激酶抑制剂或单克隆抗体（如贝伐珠单抗和选择性COX－2抑制剂）。

（二）手术治疗

手术治疗以放射性脑损伤病灶切除术为主。当患者接受内科保守治疗后无效、发生囊性变、脑水肿等占位效应明显、相应神经功能障碍进行性加重时，可以考虑采取手术治疗。80％以上的放射性脑损伤患者接受手术不仅可以缓解主观症状，而且还能不同程度地改善记忆、心理、运动功能等。但是手术治疗也存在很多限制因素，如创伤性、技术性限制等。

（三）高压氧疗

高压氧疗是目前临床治疗放射性脑损伤常用的方法之一。辐射会诱导脑部血管纤维化和血栓形成，从而导致血管腔狭窄阻塞，使脑部氧供不足，造成或加重脑损伤。应用高压氧疗一方面可以改善脑血管的痉挛状态，增加脑血流量并增加脑部溶氧，改善氧气供应；另一方面，可以通过降低血管通透性，减少组织液渗出，减轻脑水肿。

九、预防

针对放射性脑损伤，目前尚没有标准的预防策略。通常认为放射性脑损伤的发生与放射治疗具体方案和参数有密切联系，因此规范放射治疗过程、提高照射技术、尽量减少正常脑组织受照射的剂量与体积可以降低放射性脑损伤的发生率。为了减少放射性脑损伤发生的风险，2019年发布的《放射性脑损伤诊治中国专家共识》基于放射治疗正常组织耐受体积限量分析（quantitative analysis of normal tissue effects in the clinic，QUANTEC）的推荐意见为：全脑的体积限量为 D_{max} 小于 60Gy，V_{12} 小于 10%；颞叶的体积限量为 D_{max} 小于 60Gy，V_{65} 小于 1%；脑干的体积限量为 D_{max} 小于 54Gy，V_{65} 小于 3mL。

新兴治疗技术，比如立体定向放射治疗（stereotactic body radiation therapy，SBRT）、立体定向消融治疗（stereotactic ablative radiotherapy，SABR）、图像引导放射治疗（image guided radiation therapy，IGRT），尤其是质子治疗，可以保护其他组织器官免受照射，有力地提升了放射性脑损伤的预测、预防及治疗水平，降低因放射治疗而出现的神经功能损伤等的风险。立体定向放射治疗和立体定向消融治疗能够提供较为精确的放射治疗，可以将肿瘤周围组织的照射剂量降到最低，帮助预防或减少放射性损伤。使用以地塞米松为代表的皮质类固醇药物可以预防部分脑损伤症状的发生。

主要参考文献

[1] 中国放射性脑损伤多学科协作组，中国医师协会神经内科分会脑与脊髓损害专业委员会. 放射性脑损伤诊治中国专家共识［J］. 中华神经医学杂志，2019，18（6）：541－549.

[2] 李艺，彭英. 放射性脑损伤诊治中国专家共识解读［J］. 内科理论与实践，2019，14（5）：269－270.

[3] BALENTOVA S，ADAMKOV M. Molecular，cellular and functional effects of radiation-induced brain injury：a review［J］. International Journal of Molecular Science，2015，16（11）：27796－27815.

[4] YANG L，YANG J，LI G，et al. Pathophysiological responses in rat and mouse models of radiation-induced brain injury［J］. Molecular Neurobiology，2017，54（2）：1022－1032.

[5] KURITA H，KAWAHARA N，ASAI A，et al. Radiation-induced apoptosis of oligodendrocytes in the adult rat brain［J］. Neurological Research，2001，23（8）：869－874.

[6] KANDA T，WAKABAYASHI Y，ZENG F，et al. Imaging findings in radiation therapy complications of the central nervous system［J］. Japanese Journal of Radiolgoy，2018，36（9）：519－527.

[7] TURNQUIST C，HARRIS B T，HARRIS C C. Radiation-induced brain injury：current concepts and therapeutic strategies targeting neuroinflammation［J］. Neuro-Oncology Advances，2020，2（1）：vdaa057.

[8] LIU Q，HUANG Y，DUAN M，et al. Microglia as therapeutic target for radiation-induced brain injury［J］. International Journal of Molecular Science，2022，23（15）：8286.

[9] ZHOU H，SUN F，OU M，et al. Prior nasal delivery of antagomiR-122 prevents radiation-induced brain injury［J］. Molecular Therapy，2021，29（12）：

3465－3483.
[10] CHU C，GAO Y，LAN X，et al. Stem-cell therapy as a potential strategy for radiation-induced brain injury [J]. Stem Cell Reviews and Reports，2020，16 (4)：639－649.
[11] CHANG Y Q，ZHOU G J，WEN H M，et al. Treatment of radiation-induced brain injury with bisdemethoxycurcumin [J]. Neural Regeneration Research，2023，18 (2)：416－421.
[12] SOURATI A，AMERI A，MALEKZADEH M. Acute side effects of radiation therapy a guide to management [M]. Switzerland：Springer International Publishing AG，2017.

第三节　放射性眼损伤

眼部包含眼球和结缔组织，结缔组织主要包括眼外肌群、眼部脂肪、眼睑、泪腺和泪液导管系统。眼部不同组织的辐射敏感性差异明显，暴露于射线后产生明显不同的反应特征。视神经等对辐射较为抵抗，表现为迟发性反应；晶状体、巩膜等对辐射非常敏感，暴露于辐射后表现为急性反应。动物实验表明，眼部的急性放射性损伤（按频率从高到低排列）包括结膜炎（conjunctivitis）、睑缘炎（blepharitis）、干燥性角结膜炎（keratoconjunctivitis sicca）、角膜炎（keratitis）和溃疡性角膜炎（ulcerative keratitis）。研究发现，临床实践中，根据照射野内眼部组织的体积，这些急性副反应（如干眼、过度流泪、结膜炎、一过性眶周红斑和水肿等）在30%～50%眼部作为靶器官或危及器官进行放射治疗的患者中发生。

眼部虽然体积较小，但包含众多复杂精巧的结构。每个结构对辐射的敏感性有所不同，在放射治疗的不同阶段，会表现出不同症状。对眼部由放射治疗引起的急性副反应需要及时关注，以预防眼炎、永久性干眼和视力受损等长期问题。因此，应在头颈部肿瘤患者的放射治疗中特别关注眼部的放射性损伤。

一、放射性睑缘炎

眼睑是一层较薄的皮肤襞，对辐射的反应与其他部位的皮肤不同。眼睑的游离缘包含毛囊，对辐射较敏感。作为一种放射性皮炎，放射性睑缘炎初期体征为眼睑处出现红斑，随后出现干性脱皮或湿性脱皮，偶可见坏死。辐射暴露后2～4周出现红斑，其持续时间一般较短。5～6周放射治疗（50～60Gy，每次分割剂量1.8～2.2Gy）后可出现皮肤湿性脱皮。放射性睑缘炎的疗愈通常较缓慢，可能需要6～12周。避免高温、低温、皮肤刺激和眼睑摩擦等刺激性因素有助于减轻患者症状。如果放射性睑缘炎较为严重，可考虑暂停放射治疗并按皮肤烧伤的治疗方法，使用磺胺嘧啶银软膏或类似药物治疗。

二、放射性睫毛脱落

放射治疗（10～20Gy，分割剂量 1.5～2.0Gy）可能导致睫毛脱落（eyelash loss）。睫毛一般可再生，大约 2 个月后可恢复。但当照射剂量大于 30Gy 时，睫毛可能永久脱落。由于眨眼反射保护作用丧失，睫毛脱落会引起结膜和角膜的刺激。这些副反应将在后文中详细介绍。放射性睫毛脱落见附图 8。

三、放射性结膜炎

放射性结膜炎的症状和体征包括结膜充血、渗出，通常在开始放射治疗后 1～3 周出现。照射剂量大于或等于 30Gy 时，急性结膜炎发病率较高。继发性感染性结膜炎（secondary infectious conjunctivitis）也可能在放射治疗中出现，通常是细菌感染，少数情况下为病毒感染。患者眼部有黄绿色脓性渗出物时，应考虑为继发细菌性结膜炎。

在临床实践中，放射性结膜炎的诊断是基于患者的一些特殊体征、症状（包括红眼、分泌物、视力异常等）并排除其他可能疾病后做出的。

通过以下方式可能减轻放射治疗对结膜产生的损害：

1. 将眼部移出放射治疗部位。
2. 通过提高放射线能量而降低结膜表面的累积剂量（build up dose）。
3. 若患者眼部从前侧面接受照射，则在辐射暴露期间睁眼进行治疗。

此外，推荐每天使用 4～8 次人工泪液来减轻结膜炎带来的不适。

继发性感染性结膜炎应按照原发性结膜炎的治疗方法处理。病毒性结膜炎是自限性的，可使用外用抗组胺药、消肿药减轻症状。抗病毒药物的疗效尚不清楚。细菌性结膜炎可使用外用广谱抗生素，如甲氧苄啶联合多黏菌素 B 滴眼液、红霉素眼膏等。临床上通常不进行革兰染色或细菌培养鉴定病原微生物，而进行经验性抗生素治疗。

四、放射性干眼症

泪液是由泪腺、眼表（角膜和结膜）、眼睑、睑板腺和相互连接的神经组成的泪腺功能单位产生的，泪液分泌量不足或分布不均，或泪液过度蒸发，造成泪液无法适当保持眼球表面湿润，可能导致干眼症的发生。泪液膜结构及功能紊乱是导致干眼症的主要原因之一。泪液膜可以分为三层：黏膜层（内层）、水性层（中间层）和脂质层（外层）。黏膜层由结膜杯状细胞及角膜、结膜的上皮细胞产生。水性层是三层结构中最厚的一层，主要由水、无机盐、有机物、蛋白酶和球蛋白等组成，由泪腺分泌。脂性成分由位于睑板内侧的眼睑边缘的睑板腺和位于睑板腺前部远睑缘的 Zeis 腺分泌。泪液膜的三层结构环环相扣，任何一层有问题，整个泪液膜都可能受到影响。若泪液膜无法维持正常结构，则可能导致干眼症的发生。

放射治疗可导致睑板腺损伤，分别或同时引起泪腺腺泡细胞凋亡和腺体萎缩。泪腺和睑板腺功能障碍分别导致泪液膜水性成分和脂性成分缺乏。上述因素可导致泪液膜结构及功能受损，导致放射性干眼症的发生。研究发现，眶和眼附属器的淋巴样病变进行低剂量放射治疗（24～25Gy）后，高达 50％的患者出现早期轻度放射性干眼症和水肿。

泪腺照射剂量达 30~40Gy 可导致干眼症。当剂量大于或等于 50Gy 时，干眼症发生率急剧增加，而剂量大于 60Gy 可能导致永久性泪液分泌减少。

临床上通过一些特征性体征和临床症状进行诊断。早期症状包括结膜炎症、结膜水肿（结膜肿胀）和泪液膜不稳定产生的干眼感。患者会出现眼睛发红、疼痛、发痒（异物感）和畏光。严重的问题可能导致角膜干燥、溃疡伴细菌感染、新生血管形成、混浊，最终导致角膜穿孔。可通过调强放射将泪腺定位在照射野外、屏蔽泪腺或改变剂量分布来避免干眼症。

补充人工泪液等是干眼症的主要治疗方法。然而，其只能作为一种替代疗法，通过额外增加泪液的量缓解症状，对增加自身泪液分泌没有任何作用。市场上有各种不同配方的人工泪液产品，没有证据表明特定的某一品牌产品优于其他产品。不含防腐剂的人工泪液对角膜和结膜上皮的影响较小，因此可推荐用于需长期使用人工泪液的情况，如严重的干眼症或每天多次使用人工泪液的情况。除了人工泪液，还有其他形式的补充润滑剂，如人工泪液凝胶或软膏。人工泪液凝胶或软膏可以提供更持久的缓解效果，但可能会导致视物模糊。对于不同的干眼局部治疗方法，包括人工泪液、凝胶或眼膏，尚无证据表明其疗效存在差异。此外，局部使用透明质酸钠、环孢素和他克莫司可刺激泪液生成，从而增加泪液膜的房水成分和杯状细胞密度，同时减轻炎症。这些药物在放射性干眼症中的疗效尚需进一步的研究。

口服毛果芸香碱（匹罗卡品）可缓解 Sjögren 综合征的口干和眼干症状，也被用于治疗和预防放射性口干症（见本章第六节）。但目前尚无证据表明毛果芸香碱可用于放射性干眼症。局部应用抗炎药（糖皮质激素或非甾体抗炎药）对选择性的重度干眼症患者有益，但其对放射性干眼症的疗效尚缺乏充分证据。自体血清滴眼液（含有促进上皮增生所必需的泪液成分，与泪液性质相似，不添加防腐剂）、封闭泪点（即人工阻断泪液引流系统）和湿房镜（一种通过在眼睛周围保持相对湿润的环境缓解干眼症的装置）都对缓解干眼症具有一定效果，但在临床使用中存在一定的局限性，如需要频繁验血，自体血清滴眼液存在感染传播的潜在风险，封闭泪点的疗效证据不足，以及佩戴湿房镜的美容问题。

五、放射性角膜损伤

放射性角膜损伤可能继发于放射性干眼症，也可能直接由辐射对角膜表面上皮、角膜基质和内皮的损伤导致。由泪液膜功能障碍引起的继发性角膜病变是急性角膜损伤的常见形式，表现为浅层点状上皮糜烂，或在严重干眼症的情况下出现角膜瘢痕。研究发现，当总剂量为 40~50Gy、持续放射治疗 4~5 周时，直接辐射损伤可引起角膜点状糜烂和角膜水肿；总剂量超过 60Gy（常规分割照射）和 20Gy 单次照射可引起角膜溃疡。如果治疗靶点位于角膜浅层，则在眼睑和眼球之间放置角膜防护罩，可最大限度地减少角膜的照射剂量并防止副反应。这些防护罩用于眼附近皮肤癌的放射治疗计划，可以提供良好的保护，免受能量大于或等于 6MeV 的 X 射线和电子线束的伤害。

临床上通过体征和症状及包括裂隙灯检查在内的眼部检查来诊断角膜损伤。患者常表现为畏光、异物感、流泪、疼痛、光晕、视力下降和眼红。在裂隙灯检查中可能存在结膜充血。裂隙灯检查可见角膜混浊或浸润，伴角膜溃疡。角膜可有模糊的外观和水肿。点状上皮糜烂和角膜溃疡荧光染色阳性。

放射性角膜损伤的主要应对方式如下。

1. 使用局部润滑剂（如眼膏）：嘱患者将患眼的下眼睑拉下，每天涂抹少量药膏，必要时可多次涂抹。可开具润滑性抗生素软膏，如0.5%红霉素眼膏、多黏菌素B/甲氧苄啶眼膏和10%磺胺乙酰眼膏。

2. 使用镇痛药：疼痛在放射性角膜损伤中常见，可通过口服非甾体抗炎药和对乙酰氨基酚或麻醉镇痛药（用于重度患者）缓解。一些医师将外用非甾体抗炎药（如0.1%双氯芬酸、0.4%酮咯酸）用于要求立即缓解疼痛或不能耐受口服镇痛药的特定患者，但这些外用药物并不推荐用于这一适应证。眼贴片、局部睫状肌麻痹和局部麻醉药对无并发症的放射性角膜损伤疗效不明显。

3. 咨询眼科医师：建议与眼科医师进行会诊。在患者出现显著视力丧失、角膜浸润或溃疡、视力恶化或初始治疗后症状无改善的情况下，有必要将患者转诊至眼科医师处。

六、放射性虹膜损伤

前房放射治疗的急性副反应鲜有报道，但单次照射剂量为10～20Gy可能引发虹膜炎（iritis）。当照射剂量达到30～40Gy（分割剂量为10Gy）时，或经历6～8周、总剂量70～80Gy的放射治疗后，可能引发更严重的前葡萄膜炎（anterior uveitis）。从机制上看，带电粒子可增加虹膜新生血管、提高青光眼发生率。这很可能与放射线的前段照射进入剂量有关。

虹膜炎表现为疼痛、畏光、眼红和视物模糊，通过裂隙灯检查发现前房有白细胞，可用于与其他原因引起的眼红相区别。目前关于放射性虹膜损伤治疗的资料很少。对此类患者应早期考虑眼科会诊。

七、放射性巩膜损伤

与角膜类似，巩膜的抗辐射能力较强。当外照射剂量达到60Gy时，仍未见放射性巩膜损伤的报道。然而，当照射剂量过高时（超过60Gy），仍可能对巩膜造成一定损伤。

在眼内肿瘤敷贴放射治疗（plaque radiotherapy）的临床实践中，巩膜外使用^{90}Sr和^{106}Ru作为β射线放射源进行放射治疗，比使用低能^{125}I或^{103}Pd更可能导致巩膜损伤。在临床实践中特别需要注意，眼内肿瘤敷贴放射治疗中使用的照射剂量超过了大部分眼部肿瘤的照射剂量。

八、放射性脉络膜和视网膜血管损伤

剂量为45～60Gy的外照射放射治疗可能导致放射性脉络膜和视网膜血管损伤。放射性视网膜血管损伤的特征是小动脉闭合、血管功能不全、视网膜微梗死（棉絮斑）、视网膜内出血和新生血管形成。从病理学上看，视网膜血管壁出现玻璃样变，管腔可能部分或完全闭塞，还可见视网膜中央动脉和睫状动脉狭窄。黄斑区放射性视网膜血管损伤使患者面临更大的视力丧失和失明风险。患者视力损伤分级见表 2−3−1。

表 2−3−1　患者视力损伤分级[a]

损伤分级	体征	症状	位置	最佳检查方法	视力损伤风险
1	棉絮斑	无	黄斑外	检眼镜检查	轻微
	视网膜出血	无	黄斑外	检眼镜检查	轻微
	视网膜微动脉瘤	无	黄斑外	检眼镜检查	轻微
	幽灵血管	无	黄斑外	检眼镜检查	轻微
	渗出物	无	黄斑外	检眼镜检查	轻微
	葡萄膜渗漏	无	黄斑外	检眼镜检查	轻微
	脉络膜萎缩	无	黄斑外	检眼镜检查	轻微
	脉络膜病变	无	黄斑外	血管造影术	轻微
	视网膜缺血（<5Da）	无	黄斑外	血管造影术	轻微
2	以上任意体征	无	黄斑	二者均可	中等
3	以上任意体征组合加上：				
	视网膜新生血管	视力丧失[b]	黄斑外	血管造影术	严重
	新发黄斑水肿	视力丧失[b]	黄斑外	血管造影术	严重
4	以上任意体征组合加上：				
	玻璃体出血	视力丧失[b]	玻璃体	检眼镜检查	严重
	视网膜缺血（>5Da）	视力丧失[b]	黄斑外和黄斑	血管造影术	严重

Da：视盘面积（disk area）。

a：本表引自 FINGER P T，KURLI M. Laser photocoagulation for radiation retinopathy after ophthalmic plaque radiation therapy [J]. British Journal of Ophthalmology，2005，89（6）：730−738.

b：与体征相关。

此外，放射治疗可导致视神经内的血管闭合，发生放射性视神经病变。研究显示，接受小于 59Gy 照射的视神经未发生视神经病变。在接受大于 60Gy 照射的患者中，当放射治疗分割剂量小于 1.9Gy/d 时，15 年视神经病变的风险为 11%，而当分割剂量大于 1.9Gy 时，这一风险为 47%。目前可使用激光来减少与辐射相关的脉络膜和视网膜缺血，也可玻璃体腔注射抗 VEGF 药物来预防与放射性黄斑病变和前部缺血性视神经病变相关的早期视力丧失。

九、眼部放射治疗累及其他系统

1. 放射性眼眶损伤：儿童眼眶照射会干扰骨骼发育，从而导致发育不全和眼眶不对称。这种畸形被描述为“沙漏型面部畸形”（hourglass facial deformity）。

2. 下丘脑、垂体功能障碍：儿童视神经胶质瘤放射治疗后出现下丘脑和垂体功能障碍最为常见。国外相关报道表明，进行 55Gy 的放射治疗后，部分视神经胶质瘤患儿出现生长激素缺乏症状。因此，对视神经胶质瘤接受放射治疗的患者应密切关注是否出现下丘脑、垂体功能障碍。

十、辐射致癌

辐射也会导致癌症，特别是在涉及眼部的放射治疗中。临床医师、流行病学专家和基础科学家研究了利用电离辐射诱导正常细胞发生突变的方法。在眼科，诱发继发性癌症的风险限制了 CT 和外照射放射治疗在视网膜母细胞瘤诊断和治疗中的应用。目前有如下专家共识：

1. 辐射诱发癌症的风险在儿童中最高，在青少年中较低，在成人中最低。

2. 有癌症遗传易感性（如遗传性视网膜母细胞瘤）的患者发生辐射诱发癌症的风险较高，而遗传易感性较低的患者发生辐射诱发癌症的风险较低。

3. 与其他器官相比，某些器官（如甲状腺）更容易受到辐射的影响，因此更有可能发生辐射诱发癌症。

最近的研究提示，电离辐射不仅可能影响细胞 DNA，还可能永久性改变可遗传的表观遗传特征。因此，辐射暴露可能不仅具有初级细胞杀伤效应，而且可能改变亚致死暴露细胞的后代的繁殖和遗传特征。然而，尽管有辐射诱发第二种恶性肿瘤的风险，但眼科专家必须综合多种因素，权衡患者放射治疗的收益－风险比。这些临床决策通常很难做出，需要与知情的患者、父母和医师共同完成。

主要参考文献

[1] FINGER P T. Radiation therapy for orbital tumors: concepts, current use, and ophthalmic radiation side effects [J]. Survey of Ophthalmology, 2009, 54 (5): 545－568.

[2] STAFFORD S L, KOZELSKY T F, GARRITY J A, et al. Orbital lymphoma: radiotherapy outcome and complications [J]. Radiotherapy and Oncology, 2001, 59 (2): 139－144.

[3] JEGANATHAN V S, WIRTH A, MACMANUS M P. Ocular risks from orbital and periorbital radiation therapy: a critical review [J]. International Journal of Radiation Oncology • Biology • Physics, 2011, 79 (3): 650－659.

[4] SKEVAKI C L, GALANI I E, PARARAS M V, et al. Treatment of viral conjunctivitis with antiviral drugs [J]. Drugs, 2011, 71 (3): 331－347.

[5] STERN M E, BEUERMAN R W, FOX R I, et al. The pathology of dry eye: the interaction between the ocular surface and lacrimal glands [J]. Cornea, 1998, 17 (6): 584－589.

[6] STERN M E, GAO J, SIEMASKO K F, et al. The role of the lacrimal

functional unit in the pathophysiology of dry eye [J]. Experimental Eye Research, 2004, 78 (3): 409-416.

[7] PINARD C L, MUTSAERS A J, MAYER M N, et al. Retrospective study and review of ocular radiation side effects following external-beam Cobalt-60 radiation therapy in 37 dogs and 12 cats [J]. The Canadian Veterinary Journal, 2012, 53 (12): 1301-1307.

[8] DURKIN S R, ROOS D, HIGGS B, et al. Ophthalmic and adnexal complications of radiotherapy [J]. Acta Ophthalmologica Scandinavia, 2007, 85 (3): 240-250.

[9] METCALFE P, CHAPMAN A, ARNOLD A, et al. Intensity-modulated radiation therapy: not a dry eye in the house [J]. Australasian Radiology, 2004, 48 (1): 35-44.

[10] CLAUS F, BOTERBERG T, OST P, et al. Short term toxicity profile for 32 sinonasal cancer patients treated with IMRT. Can we avoid dry eye syndrome? [J]. Radiotherapy and Oncology, 2002, 64 (2): 205-208.

[11] DOUGHTY M J, GLAVIN S. Efficacy of different dry eye treatments with artificial tears or ocular lubricants: a systematic review [J]. Ophthalmic Physiological Optics, 2009, 29 (6): 573-583.

[12] BERDOULAY A, ENGLISH R V, NADELSTEIN B. Effect of topical 0.02% tacrolimus aqueous suspension on tear production in dogs with keratoconjunctivitis sicca [J]. Veterinary Ophthalmology, 2005, 8 (4): 225-232.

[13] PAPAS A S, SHERRER Y S, CHARNEY M, et al. Successful treatment of dry mouth and dry eye symptoms in sjögren's syndrome patients with oral pilocarpine: a randomized, placebo-controlled, dose-adjustment study [J]. Journal of Clinical Rheumatology, 2004, 10 (4): 169-177.

[14] Colligris B, Alkozi H A, Pintor J. Recent developments on dry eye disease treatment compounds [J]. Saudi Journal of Ophthalmology, 2014, 28 (1): 19-30.

[15] Ervin A M, Law A, Pucker A D. Punctal occlusion for dry eye syndrome [J]. Cochrane Database Systematic Review, 2017, 6 (6): CD006775.

[16] WIPPERMAN J L, DORSCH J N. Evaluation and management of corneal abrasions [J]. American Family Physician, 2013, 87 (2): 114-120.

[17] WEAVER C S, TERRELL K M. Evidence-based emergency medicine. Update: do ophthalmic nonsteroidal anti-inflammatory drugs reduce the pain associated with simple corneal abrasion without delaying healing? [J]. Annals of Emergency Medicine, 2003, 41 (1): 134-140.

[18] RADCLIFFE N M, FINGER P T. Eye cancer related glaucoma: current concepts [J]. Survey of Ophthalmology, 2009, 54 (1): 47-73.

[19] TI S E, TAN D T. Tectonic corneal lamellar grafting for severe scleral melting after pterygium surgery [J]. Ophthalmology, 2003, 110 (6): 1126-1136.
[20] Bakri S J, Beer P M. Photodynamic therapy for maculopathy due to radiation retinopathy [J]. Eye (Lond), 2005, 19 (7): 795-799.
[21] FINGER P T. Radiation retinopathy is treatable with anti-vascular endothelial growth factor bevacizumab (Avastin) [J]. International Journal of Radiation Oncology • Biology • Physics, 2008, 70 (4): 974-977.
[22] FINGER P T, KURLI M. Laser photocoagulation for radiation retinopathy after ophthalmic plaque radiation therapy [J]. British Journal of Ophthalmology, 2005, 89 (6): 730-738.
[23] SOURATI A, AMERI A, MALEKZADEH M. Acute side effects of radiation therapy a guide to management [M]. Switzerland: Springer International Publishing AG, 2017.

第四节　放射性耳损伤

接受头颈部放射治疗的肿瘤患者，如听觉器官的任何结构受到照射，有可能诱发放射性损伤，外耳、中耳、内耳到中央听觉通路中的任何结构都可能受累，可能会引起外耳放射性皮炎，中耳功能异常导致传导性或混合性听力损失，以及内耳受损导致耳鸣和感音神经性听力损失（sensorineural hear loss，SNHL）等。在临床实践中，放射性耳损伤往往被忽视，然而，实际上放射性耳损伤可能会严重影响患者的心理状态及生活质量，严重者甚至可能导致抗肿瘤治疗中断，继而导致抗肿瘤治疗失败。增加对放射性耳损伤的了解有助于其防治。

一、常见类型

放射性耳损伤根据发生部位可分为外耳损伤、中耳损伤和内耳损伤三种类型。放射性耳损伤的常见类型见表 2-4-1。

表 2-4-1　放射性耳损伤的常见类型

损伤类型	损伤表现	头颈部肿瘤放射治疗患者中的发生比例
外耳损伤	外耳炎，耳前区、耳廓、外耳道区的皮肤放射性副反应	10%～28%
中耳损伤	乳突炎、咽鼓管功能紊乱、继发性中耳炎和瞬态传导性听力损失	40%～45%
内耳损伤	感音神经性听力损失（SNHL）、耳鸣	8%～50%

（一）外耳损伤

外耳可发生累及耳廓、外耳道和耳周区域的急性皮肤副反应或迟发性皮肤副反应。急性皮肤副反应包括红斑、干性脱皮和湿性脱皮，偶发耳廓和外耳道皮肤溃疡，可导致疼痛和耳漏。迟发性皮肤副反应包括萎缩、溃疡、外耳道狭窄和外耳炎。由于上皮损伤以及皮脂腺和顶泌汗腺破坏，耵聍分泌会减少。如果中耳有分泌物，外耳道皮肤的浸渍会加重外耳炎。

（二）中耳损伤

高达40%的患者在放射治疗期间有急性中耳放射性损伤，其中最常见的损伤是由咽鼓管短暂水肿和功能障碍引起的中耳炎。分泌性中耳炎可能导致传导性听力损失。传导性听力损失可能是一过性的，但若发生萎缩性中耳炎或听小骨坏死，则传导性听力损失可能成为永久性的，发生高达60dB的传导性听力损失。

（三）内耳损伤

内耳最严重的放射性副反应是感音神经性听力损失（SNHL）。SNHL有突发性SNHL和进行性SNHL两种。突发性SNHL可定义为在3天或更短时间内发生的连续3个频率的至少30dB的听力损失；进行性SNHL则指在至少间隔3个月的连续听力测试中，在任何频率发生至少30dB的听力损失，且进展至少10dB。

接受包括内耳照射野的根治性放射治疗的患者约有1/3发生SNHL。与中耳炎不同，SNHL通常在治疗完成后数月或数年出现，也可能在照射后不久发生。SNHL在一些情况下是可逆的或部分可逆的，然而迟发性SNHL（delayed SNHL）通常是慢性、进行性和不可逆的。

二、发病机制

外耳道是一条包被皮肤的管道，能将声波传递到内耳。放射治疗时，辐射对外耳的影响与对皮肤的影响相似，其发病机制、发生时间和症状也相同（见第一章第四节）。

放射性中耳损伤的机制是辐射后黏膜肿胀及随后的咽鼓管梗阻。咽鼓管梗阻导致中耳黏膜吸收空气中的氧气和氮气，再加上吞咽的主动压力平衡机制受损，使中耳腔内压力降低、鼓膜回缩和听骨链张力增加，最终导致声音传导受损（听力损失）。如果咽鼓管功能失常，中耳负压持续增高，黏膜充血的毛细血管发生漏出，积液会进一步刺激黏膜，导致正常上皮化生为假复层柱状纤毛上皮并伴有黏液分泌细胞数量的增加。过量分泌的黏液与原有的浆液、液体渗出物形成了坚韧的胶样沉积物。有时可观察到纤维血管肉芽组织增生和炎性息肉形成，导致鼓膜穿孔和持续性耳漏。

放射性内耳损伤最主要的类型是SNHL，其发病机制尚不完全清楚。许多研究者认为放射性血管功能不全（小血管内皮反应）是SNHL的病因。在照射后数周或数月内，内耳结构的血管损伤可导致内耳感觉结构发生进行性变化（如萎缩），内耳液腔发生纤维化甚至骨化。大量动物和人体研究表明，内耳在接受辐射后，膜迷路出现出血和水肿，Corti 器细胞（包括内、外毛细胞，柱细胞）减少，血管纹萎缩、退化，毛细血管数量减少、内皮细胞退化，螺旋神经节细胞和耳蜗神经退化。炎症和水肿均可损伤内耳骨管中的耳蜗神经。

此外，内耳损伤还可能包括前庭功能障碍［此处定义为眼震电图（ENG）的异常］。在接受涉及耳部放射治疗的患者中，观察到 44％出现了前庭功能障碍，然而其中一些患者无症状（无主观眩晕或头晕）。动物实验显示，前庭感觉上皮发生退行性改变。在尸检中可以看到椭圆囊的黄斑和半规管嵴的缺失。前庭功能障碍与 SNHL 无相关性。

三、发生时间

中耳损伤通常发生在放射治疗的几周内，通常是暂时性的，大多在放射治疗完成后几周内恢复。

SNHL 可能在放射治疗末期或放射治疗完成后发生，并随时间延长风险增加。SNHL 可能是暂时性的，也可能是永久性的。大部分暂时性 SNHL 可以在 6～12 个月内恢复，然而也有少部分患者暂时性 SNHL 的持续时间超过 12 个月。

非重度 SNHL（听力图较基线下降小于 30dB）、无放射治疗后浆液性中耳炎的患者罹患 6 个月至 1 年的 SNHL 仍有较好的预后。然而，如果发生严重的 SNHL 或 SNHL 持续超过 1 年，则可能是永久性 SNHL。

四、危险因素

目前已发现许多临床和物理因素与放射性耳损伤的发生相关（表 2－4－2）。

表 2－4－2　放射性耳损伤的危险因素

治疗相关因素	肿瘤病变部位相关因素	患者相关因素
• 放射治疗总剂量 • 边缘剂量[a] • 基于顺铂的化疗 • 分割剂量＞2Gy • 放射手术 vs 立体定向放射治疗[a] • 放射剂量率[a] • 基于 MRI 数据的立体定向放射治疗[a]	• 肿瘤部位（鼻咽部放射治疗、腮腺放射治疗是耳损伤高危因素） • 上颈部淋巴结受累 • 肿瘤尺寸	• 年龄 • 放射治疗前听力下降 • 频率 4kHz 时听阈＜60dB • 放射治疗前鼓膜静顺应性降低 • 放射治疗后分泌性中耳炎 • 男性

a：该项指标用于立体定向放射治疗治疗听神经鞘瘤。

b：剂量与耳损伤的相关性仅在 4000Hz 较为显著。

（一）基于治疗方法的危险因素

目前，尚未发现放射性耳损伤发生的特异性危险因素。与其他器官一样，耳的最大照射剂量和受照射体积可能影响放射性耳损伤的发生率和严重程度。患有的基础性皮肤疾病，如红斑狼疮和其他自身免疫性疾病，可能会对外耳造成更多放射性毒性。既往中耳疾病，如中耳炎或乳突炎，可能增加中耳的副反应。此外，放射治疗联合化疗可能增加外耳炎、中耳炎的发生风险和严重程度。基于铂类的化疗方案常用于局部晚期头颈部肿瘤的诱导或同步放化疗，可能产生内耳毒性，因此可能增加 SNHL 的风险。

（二）肿瘤部位对放射性耳损伤的影响

1. 鼻咽癌：放射治疗是鼻咽癌的首选治疗方法。这种恶性肿瘤的位置使耳蜗可能接受比原发肿瘤更高的剂量，而咽鼓管基本上接受全部剂量。鼻咽癌放射治疗患者放射性耳损伤发生率较高，常见症状包括 SNHL、耳鸣等。

2. 腮腺肿瘤：通常采用术后放射治疗。腮腺邻近颞骨，因此放射治疗后听力损失的风险较高。在听力测试中，高达 53％的患者可见受照侧的 SNHL。

3. 脑肿瘤：在成人患者中，关于放射性耳损伤的研究很少。但放射治疗损伤有相对较高的可能发展为耳蜗后损伤，必须予以考虑。建议对脑肿瘤放射治疗患者进行长期随访，以跟踪其放射性耳损伤情况。

4. 前庭神经鞘瘤：立体定向放射治疗是一种替代手术切除治疗的可行方案，适用于特定病例的小脑－桥脑角前庭神经鞘瘤。然而，由于耳蜗神经极有可能受到直接辐射损伤，这些治疗方式发生放射性耳损伤的风险很高。随着放射治疗技术的不断改进，立体定向放射治疗导致耳损伤的风险逐渐下降，目前其导致的耳损伤与显微外科手术治疗后基本相同。

5. 非听神经鞘瘤和其他肿瘤：在接受放射治疗的非听神经鞘瘤和其他肿瘤患者中也有听力损失的报道。分次放射治疗可能降低颅神经病变（包括听力损失）的风险。

6. 儿童肿瘤：中枢神经系统肿瘤、白血病、头颈部肉瘤等曾采用放射治疗。近几十年来，随着更有效的化疗方法被开发出来，放射治疗的使用频率已大大降低。需要注意的是，必须特别谨慎地使用放射治疗联合化疗（特别是基于顺铂的化疗）的疗法。相关临床研究发现，这种联合疗法出现听力损失的风险很高。

五、临床表现与诊断

中耳损伤的症状包括放射治疗侧耳的传导性听力损失、耳痛、耳聋、耳鸣。放射治疗后，鼓膜可能产生钝痛、回缩、肿胀和充血，也可能保持正常。内耳损伤可能导致耳鸣、头晕、眩晕以及高频 SNHL。

诊断主要基于患者的症状和包括耳镜评估在内的耳部检查。听力损失可通过简单的测试来诊断，如用不同音量的言语或音叉对每只耳朵进行一般性评估，或通过更彻底的听力测试来诊断。纯音测听仪提供的听阈图测试了患者听到不同响度、音调声音的能力，并描述听力损失的类型和程度。

六、分级

目前尚无分别针对外耳损伤、中耳损伤、内耳损伤的明确评分系统。RTOG 和 EORTC 定义了一个基于全耳的放射性耳损伤分级标准，见表 2−4−3。

表 2－4－3　RTOG/EORTC 放射性耳损伤分级标准

分级	定义
1 级	伴有红斑的轻度外耳炎，继发于不需要药物治疗的外耳皮肤干性脱皮。听力图与基线相比没有变化
2 级	需要局部用药的中度外耳炎，或浆液性中耳炎，或仅有听力下降
3 级	伴有分泌物或湿性脱皮的严重外耳炎或症状性听力减退，或与药物使用无关的耳鸣
4 级	听力丧失

此外，LENT/SOMA 分级系统提出了一个对晚期放射性耳损伤的评分系统。该分级系统从主观指标、客观指标与治疗方式等三个方面对耳损伤进行了评估，见表 2－4－4。

表 2－4－4　晚期放射性耳损伤的 LENT/SOMA 分级系统

		1 分	2 分	3 分	4 分
主观指标	1. 疼痛	偶尔、轻微	间歇性、可忍受	持续、强烈	难治、剧痛
	2. 耳鸣	偶尔	间歇性	持续	难治
	3. 听力	轻微损失，对日常生活无影响	轻声交流时经常有困难	大声交流时经常有困难	完全耳聋
客观指标	4. 皮肤	干性脱皮	外耳炎	表层溃疡	深层溃疡、坏死、骨软骨炎
	5. 听力	一个或多个频率上听力下降 <10dB	一个或多个频率上听力下降 <15～10dB	一个或多个频率上听力下降 <20～15dB	一个或多个频率上听力下降 > 20dB
治疗方式	6. 疼痛治疗	偶尔使用非麻醉类镇痛剂	经常使用非麻醉类镇痛剂	经常使用麻醉剂	注射麻醉剂
	7. 皮肤治疗	偶尔使用润滑剂/软膏	经常使用滴耳剂或抗生素	累及鼓膜	手术介入
	8. 听力丧失治疗			需要助听器	

七、治疗

（一）外耳损伤的治疗

应告知所有患者保持耳部卫生。应避免使用刮匙去除耵聍等对耳道的任何创伤性操作。建议常规使用矿物油或过氧化脲等药物，并根据需要辅以温和冲洗，以预防耵聍阻塞。

皮质类固醇（倍他米松或地塞米松耳液）可减轻炎症，缓解耳痛。可每 2～3 小时在患侧耳道滴入 2～4 滴皮质类固醇。给药时，患者头部向患耳对侧倾斜，滴入皮质类固醇，保持此位置约 5 分钟。醋酸滴剂改变了耳道的 pH 值，具有抗菌和抗真菌的作用。因此患者可每 2～3 小时滴醋酸滴剂 4～6 滴至外耳道。此外，氢化可的松混合醋酸滴剂也可用于外耳炎患者。鼓膜穿孔是外耳道使用任何药物的禁忌证。

在个别情况下，应对晚期外耳皮肤溃疡进行手术治疗。

（二）中耳损伤的治疗

中耳炎一般用镇痛药和解热药对症治疗。安替比林－苯佐卡因滴耳液是一种含有安替比林、苯佐卡因、硫酸氧喹啉和无水甘油的复方溶液，用作中耳炎的局部麻醉剂。可根据需要每 1～2 小时用足量溶液填充患耳道以缓解疼痛。2%利多卡因水溶液可迅速缓解急性中耳炎的疼痛。

口服镇痛药（如非甾体抗炎药、对乙酰氨基酚）减轻急性中耳炎疼痛的速度比外用药物慢得多。口服镇痛药可与外用药物如利多卡因和苯佐卡因联合使用。

对于长期患放射性分泌性中耳炎（3～6 个月）的患者，可能需要中耳置管，即通过早期穿刺切开鼓膜，并在鼓膜内插入通气管（鼓膜内置管）。这种方法可以缓解疼痛并改善听力。但如果症状不仅仅局限于单纯的咽鼓管功能障碍引起的压力不足，而是涉及中耳黏膜的改变（黏膜增生、产生肉芽组织），则不推荐进行鼓膜内置管。在这种情况下，耳通气治疗可能会启动和维持炎症，使患者疼痛，导致持续/复发性耳漏和听力恶化。因此在这些病例中，应反复进行鼓膜切开并从中耳抽吸积液，而不是采用鼓膜内置管。

骨锚式助听器（bone anchored hearing aid，BAHA）等骨导助听器可有效缓解放射治疗后持续性中耳积液和（或）外耳炎和（或）耳漏患者的功能缺陷（传导性或混合性听力损失）。BAHA 的优点：在这些类型的助听器中，声音信号转化为骨的振动后通过颅骨传递，直接刺激内耳，绕过功能失调的外耳和中耳。BAHA 的另一个优点是直接固定在颅骨上，不需要耳模，因为耳模会刺激外耳道的皮肤。穿刺置管也可用于放射治疗后出现咽鼓管开放的患者。然而，在这种情况下，单纯的排气通常是不够的，需要进行额外的操作来阻塞增宽的咽鼓管腔。

（三）内耳损伤的治疗

放射治疗后突发性 SNHL 和进行性 SNHL 应按特发性突聋和非突聋治疗。目前尚无突发性或进行性 SNHL 的标准治疗方法，耳鼻喉科对这些病例有各自相应的管理方案，包括联合使用皮质类固醇等。皮质类固醇的摄入可以改善放射治疗引起的内耳损伤后的炎症和水肿，但在某些病例中没有看到改善。年龄越小，放射治疗前听力水平越好，听力损失发生到放射治疗的间隔时间越短，听力越可能恢复。

高压氧疗（HBO）或卡波金治疗（carbogen therapy）可通过改善循环和增加氧浓度来促进再生能力，启动细胞和血管修复机制，从而改善突发性 SNHL 的治疗结果。年轻患者（年龄小于 50 岁）获益最大。中度 SNHL 最好使用经典的气导助听器。据报道，在辐射诱导的耳蜗萎缩或双侧极重度 SNHL 病例中，人工耳蜗植入使其成功地获得了听力。然而，在辐射后听力丧失的患者中的效果往往比其他语言障碍后聋的患者更差。

对于双侧听神经功能障碍的耳聋患者，脑干电极植入是仅有的选择。已有 2 型神经纤维瘤患者在放射外科手术后使用听觉脑干电极植入成功恢复听力的报道。

内耳血管损伤造成的耳聋患者，内耳液腔纤维化可能在损伤后 3～4 个月发生。由于这可能会限制人工耳蜗的使用，因此有必要进行 MRI 的密切随访。在 MRI 上首次发现纤维化体征时，应尽快进行人工耳蜗植入。在这些情况下，术中耳蜗内注射长效类固醇可能有助于减少植入电极阵列周围的纤维化反应，并提高植入物的性能。

对于放射治疗后的前庭功能障碍，需要积极进行前庭康复治疗。基于大脑代偿功能的疗法在大多数情况下足以缓解症状。

主要参考文献

[1] RAAIJMAKERS E，ENGELEN A M. Is sensorineural hearing loss a possible side effect of nasopharyngeal and parotid irradiation? A systematic review of the literature [J]. Radiotherapy and Oncology，2002，65 (1)：1—7.

[2] HONORÉ H B，BENTZEN S M，MØLLER K，et al. Sensori-neural hearing loss after radiotherapy for nasopharyngeal carcinoma：individualized risk estimation [J]. Radiotherapy and Oncology，2002，65 (1)：9—16.

[3] GRAU C，OVERGAARD J. Postirradiation sensorineural hearing loss：a common but ignored late radiation complication [J]. International Journal of Radiation Oncology • Biology • Physics，1996，36 (2)：515—517.

[4] BHIDE S A，HARRINGTON K J，NUTTING C M. Otological toxicity after postoperative radiotherapy for parotid tumours [J]. Clinical Oncology (R Coll Radiol)，2007，19 (1)：77—82.

[5] LINSKEY M E，JOHNSTONE P A. Radiation tolerance of normal temporal bone structures：implications for gamma knife stereotactic radiosurgery [J]. International Journal of Radiation Oncology • Biology • Physics，2003，57 (1)：196—200.

[6] BHANDARE N，ANTONELLI P J，MORRIS C G，et al. Ototoxicity after radiotherapy for head and neck tumors [J]. International Journal of Radiation Oncology • Biology • Physics，2007，67 (2)：469—479.

[7] CHEN W C，LIAO C T，TSAI H C，et al. Radiation-induced hearing impairment in patients treated for malignant parotid tumor [J]. Annal of Otology Rhinology & Laryngology，1999，108 (12)：1159—1164.

[8] JOHANNESEN T B，RASMUSSEN K，WINTHER F Ø，et al. Late radiation effects on hearing，vestibular function，and taste in brain tumor patients [J]. International Journal of Radiation Oncology • Biology • Physics，2002，53 (1)：86—90.

[9] KARPINOS M, TEH B S, ZECK O, et al. Treatment of acoustic neuroma: stereotactic radiosurgery vs microsurgery [J]. International Journal of Radiation Oncology • Biology • Physics, 2002, 54 (5): 1410−1421.

[10] POLLOCK B E, FOOTE R L, STAFFORD S L. Stereotactic radiosurgery: the preferred management for patients with nonvestibular schwannomas [J]. International Journal of Radiation Oncology • Biology • Physics, 2002, 52 (4): 1002−1007.

[11] MIETTINEN S, LAURIKAINEN E, JOHANSSON R, et al. Radiotherapy enhanced ototoxicity of cisplatin in children [J]. Acta Otolaryngologica, 1997 (Suppl 529): 90−94.

[12] COX J D, STETZ J, PAJAK T F. Toxicity criteria of the Radiation Therapy Oncology Group (RTOG) and the European Organization for Research and Treatment of Cancer (EORTC) [J]. International Journal of Radiation Oncology • Biology • Physics, 1995, 31 (5): 1341−1346.

[13] BERTIN L, PONS G, D'ATHIS P, et al. A randomized, double-blind, multicentre controlled trial of ibuprofen versus acetaminophen and placebo for symptoms of acute otitis media in children [J]. Fundamental Clinical Pharmacology, 1996, 10 (4): 387−392.

[14] MORTON R P, WOOLLONS A C, MCIVOR N P. Nasopharyngeal carcinoma and middle ear effusion: natural history and the effect of ventilation tubes [J]. Clinical Otolaryngology and Allied Sciences, 1994, 19 (6): 529−531.

[15] YOUNG Y H, LU Y C. Mechanism of hearing loss in irradiated ears: a long-term longitudinal study [J]. Annals of Otology Rhinology and Laryngology, 2001, 110 (10): 904−906.

[16] LOW W K, FONG K W. Long-term post-irradiation middle ear effusion in nasopharyngeal carcinoma [J]. Auris Nasus Larynx, 1998, 25 (3): 319−321.

[17] MINODA R, MASUYAMA K, HABU K, et al. Initial steroid hormone dose in the treatment of idiopathic sudden deafness [J]. American Journal of Otology, 2000, 21 (6): 819−825.

[18] SAKAMOTO T, SHIRATO H, SATO N, et al. Audiological assessment before and after fractionated stereotactic irradiation for vestibular schwannoma [J]. Radiotherapy and Oncology, 1998, 49 (2): 185−190.

[19] SLAN I, OYSU C, VEYSELLER B, et al. Does the addition of hyperbaric oxygen therapy to the conventional treatment modalities influence the outcome of sudden deafness? [J]. Otolaryngological Head Neck Surgery, 2002, 126 (2): 121−126.

[20] PEETERS S, VAN IMMERSEEL L, ZAROWSKI A, et al. New developments in cochlear implants [J]. Acta Oto-Rhino-Laryngologica Belgica, 1998, 52 (2):

115−127.

[21] SOURATI A, AMERI A, MALEKZADEH M. Acute side effects of radiation therapy a guide to management [M]. Switzerland: Springer International Publishing AG, 2017.

第五节 放射性口腔黏膜炎

一、概述

放射性口腔黏膜炎（radiation-induced oral mucositis）又称为放射性口炎（radiation stomatitis）或放射治疗诱发性口腔黏膜炎（radiotherapy-induced oral mucositis，RIOM），是放射线引起的以口腔溃疡为主的口腔黏膜损伤。临床常见于头颈部肿瘤接受放射治疗的患者。患者出现严重疼痛不适和味觉障碍，影响进食、吞咽、说话和营养。这是肿瘤放射治疗常见的严重副反应之一。此外，该病还可发生在意外暴露于放射线及在长期不良环境中从事放射线相关工作的特殊人群。几乎所有头颈部放射治疗患者都会出现放射性口腔黏膜炎，头颈部恶性肿瘤放射治疗患者口腔黏膜炎的发病率为90%～100%，病情严重者（≥3级）占34%～56%。口腔黏膜炎与放射治疗的影响是相互的，黏膜炎会降低放射治疗的耐受性，从而影响治疗效果。研究报道，轻度、中度和重度口腔黏膜炎患者中分别有2.4%、15.8%和46.8%出现放射治疗计划的中断或延迟。

二、发病机制

口腔黏膜被鳞状上皮层所覆盖，黏膜上皮的基底层含有具有快速分裂特性的柱状细胞，当细胞从表面脱落时，可维持一个恒定的上皮细胞群。固有层位于上皮细胞的底层，由成纤维细胞、结缔组织、毛细血管、炎症细胞（巨噬细胞）和细胞外基质组成。放射性口腔黏膜炎是由包含黏膜所有不同细胞和组织间隔的复杂途径引起的。内皮和结缔组织的损伤可能先于口腔黏膜上皮的改变。辐射直接损害口腔基底层柱状细胞和底层组织细胞的DNA，同时产生氧化应激和活性氧（ROS），通过激活上皮细胞、内皮细胞、巨噬细胞和间充质细胞中的一些转录因子，如核因子−κB（NF−κB），导致进一步的组织损伤。随后，基因的上调和促炎细胞因子肿瘤坏死因子−α（TNF−α）、白介素−1β（IL−1β）、白介素−6（IL−6）的产生，导致结缔组织、内皮损伤，基底上皮细胞凋亡。促炎细胞因子也会激活分子通路，增加TNF−α、IL−1β和IL−6的产生，并导致进一步的组织损伤（正反馈调节）。至此，口腔黏膜的临床表现依然轻微，只有与急性血管反应相关的水肿才会出现明显表现，并引起黏膜炎的早期症状和体征（轻度红斑和灼烧感）。但随着放射治疗的继续，前一阶段的所有事件都会持续导致基底上皮干细胞的进一步损伤和丢失，而黏膜表面细胞的持续丢失，减少了黏膜的细胞数量。进而，黏膜发生萎缩性改变和破裂，患者出现明显的黏膜炎症状。黏膜炎的溃疡期伴有明显的炎症细胞浸润。除内在因素外，还可能受到具有相互关系的外部因素的影响。溃疡性黏膜炎患者受损的上皮细胞易被细菌定植。在包括大多数革兰阴性菌的混合微生物菌群定植后，细菌细胞壁产物穿透损伤的黏膜，越发刺激促炎细胞因子的释放，加大黏膜炎和组织损伤的严重程度。当放射治疗完成后，上皮细胞增殖和分化，局部微生物菌群重建，启动组织修复。

口腔黏膜炎急性期表现为组织水肿，毛细血管扩张，黏膜上皮细胞坏死破裂，纤维素渗出，血细胞渗出。放射治疗引起的慢性口腔黏膜炎可见黏膜上皮萎缩变薄、连续性破坏、炎症细胞浸润、毛细血管扩张、黏膜下小唾液腺萎缩等改变。

Sonis 等阐述了口腔黏膜炎的发病机制，将其分为五个阶段。

1. 启动阶段：放射线诱导 DNA 双链断裂（DSB）造成直接细胞损伤约占 30%，大多数损伤是 ROS 水平升高介导的氧化应激反应和先天免疫反应的激活引起的。

2. 信号转导上调与激活阶段：ROS 和先天免疫反应进一步激活转录因子 NF-κB 及其信号通路，随后上调各种促炎细胞因子的产生，如 TNF-α 以及 IL-1β、IL-4、IL-6、IL-18 等。

3. 信号放大阶段：促炎细胞因子特别是 TNF-α，进一步激活 NF-κB，通过正反馈导致信号放大的恶性循环，细胞间桥断裂导致的上皮细胞通透性增加为表面细菌细胞壁产物（PAMPs）提供通道。

4. 溃疡阶段：早期生物学改变导致进行性组织损伤和上皮连续性丧失，临床表现为溃疡和萎缩性改变，口腔细菌定植于溃疡中，通过刺激周围细胞分泌促炎细胞因子，进一步扩大黏膜损伤。

5. 愈合阶段：细胞外基质和黏膜下层传递的信号分子通过刺激上皮细胞增殖和分化，以及口腔微生物菌群重建，启动放射性口腔黏膜炎的愈合过程。

三、发生时间

在常规分割放射治疗中（每天 2Gy，每周放射治疗 5 天），1～2 周内剂量累积 10～20Gy 时，常发生以黏膜红斑伴轻度不适为主的早期临床表现。2 周后（剂量超过 20Gy）可形成斑片状假膜，出现进一步的黏膜红肿、进食刺激痛和灼热感等明显的临床表现。溃疡性放射性口腔黏膜炎通常出现在剂量超过 30Gy 时，并在治疗的第 4～5 周达到高峰，出现假膜覆盖的黏膜深大溃疡，疼痛明显加剧，唾液腺萎缩导致口干、口臭。症状出现的时间根据治疗方案不同而有所差异。在加速放射治疗中，黏膜炎可在 3 周内达到高峰。对于头颈部肿瘤放射治疗患者，持续 5～7 周的严重溃疡性口腔黏膜炎并不少见。根据放射治疗后出现黏膜损害的时间，损伤可分为急性损伤（放射治疗后短时间内）和迟发性损伤（放射治疗 2 年后）。口腔黏膜炎常具有一定的自限性，严重的临床症状结束后即开始溃疡愈合和组织修复，该过程可能需要几周至几个月（通常是 3～6 周）。然而，慢性开放性伤口被认为是软组织坏死，可能发生在少数情况下，其恢复取决于黏膜干细胞是否过度消耗。

四、危险因素

放射性口腔黏膜炎的危险因素包括宿主易感性高、年龄大、营养不良、肿瘤类型、不良口腔卫生习惯、不合适的义齿、唾液腺功能障碍、高剂量的放射治疗以及治疗前中性粒细胞数量减少等。一些因素已被证实在放射治疗期间会导致发生更严重的口腔黏膜炎，这些因素可能与治疗、肿瘤和（或）患者的特征有关。

（一）肿瘤部位

口腔、口咽或鼻咽的原发肿瘤增加了口腔黏膜炎的发生风险，因为其放射治疗照射区域包括更大体积的口腔黏膜和唾液腺。

在口腔癌、口咽癌和鼻咽癌的治疗计划中，口腔黏膜的某个重要表面包括在放射治疗照射区域，增加了口腔黏膜炎的发生率。在口腔中，一些区域，包括舌侧缘和舌腹表面以及软腭和口底，由于细胞周转率较高，增加了发生口腔黏膜炎的易感性。相反，颊黏膜对辐射的敏感性较低。

辐射引起的唾液腺损伤会导致唾液质量（糖蛋白含量低和唾液酸度增加）和数量的改变，这抑制了唾液对口腔黏膜的保护作用，增加了发生口腔黏膜炎的风险。

（二）伴随的系统性治疗

当化疗与放射治疗相结合时，会产生附加效应，正常组织和肿瘤的反应都会因此发生改变。放射治疗和抗肿瘤药物都会破坏口腔黏膜的正常细胞分裂，并导致口腔黏膜炎的发生率增加。在同步放化疗时，系统性治疗的剂量、类型和计划都会影响口腔黏膜炎的严重程度和频率（每周与每 3 周相比，顺铂或紫杉醇与较高的口腔黏膜炎发生率相关）。

西妥昔单抗与放射治疗同时应用时口腔黏膜炎发生率的数据非常缺乏。一些人认为与放射治疗相关的常见口腔黏膜炎没有加重，而另一些研究人员发现，与单独放射治疗或常规顺铂联合放射治疗相比，西妥昔单抗与放射治疗联合应用时，口腔黏膜炎的发生率有所增加。未来进一步的临床试验需要对口腔黏膜炎的发生率、严重程度和发生时间，接受西妥昔单抗和放射治疗的患者的生活质量，以及中断治疗的影响进行更准确的评估。

（三）放射治疗相关因素

1. 放射治疗总剂量：较高的口腔放射治疗总剂量和较高的分割剂量与急性口腔黏膜炎的分级显著相关。据报道，患有喉癌、下咽癌、口腔癌、鼻咽癌或口咽癌的患者，在接受超过 50Gy 的累积照射剂量的放射治疗后，发生口腔黏膜炎的风险增加。随着高度适形（high conformal）放射治疗技术的发展及临床应用，口腔照射剂量与急性口腔黏膜炎的严重程度之间的相关性得到了更精确的评估。一项对接受头颈部肿瘤调强适形放射治疗患者的研究表明，累积剂量为 39Gy 可导致口腔黏膜炎持续 3 周或更长时间；而累积剂量小于 32Gy 时，口腔黏膜炎程度轻且持续时间短。另一项研究发现，口腔体积百分比接受剂量高于 15Gy、30Gy、40Gy、45Gy 和 50Gy，与急性黏膜炎的分级显著相关。

2. 放射治疗分割计划：研究发现，超分割可能与严重口腔黏膜炎的较高发生率相关。

（四）患者相关因素

黏膜炎的发病率与多种患者因素有关，包括年轻、吸烟、饮酒、金属牙科修复、患有牙周病、低体重指数（BMI）、低功能状态、低白细胞计数、疾病晚期和分期、既往有严重口腔黏膜炎病史等。随着患者相关因素的增加，口腔黏膜炎的发生风险、持续时间和严重程度也会增加。

年轻的肿瘤患者有更高的口腔黏膜转换率，其对口腔黏膜炎的易感性增加。在金属修复区域使用牙科防护装置减少了后向散射，加剧了由金属修复材料引起的对邻近黏膜的照射。遗传多态性可能是放射性口腔黏膜炎的易感因素（*XRCC*1 多态性、*NBN* 多态性），细胞因子表型可能与放射性损伤的发生风险相关。在放射治疗期间，血清中细胞因子 IL−6、TNF−α 和 IL−1β 水平的升高和 IL−8 水平的降低可能与口腔黏膜炎的严重程度相关。高水平预处理表皮生长因子（EGF）与口腔黏膜炎严重程度降低之间存在弱相关性，提示 EGF 对口腔黏膜损伤具有保护作用。细胞因子和生长因子在预测、预防和治疗口腔黏膜炎中的作用有待进一步研究。Suresh 等评估了一系列与患者相关的危险因素，并提出了一种综合工具来预测接受放化疗的头颈部肿瘤患者口腔黏膜炎可能的发病率和严重程度。在其推荐体系中，患者的评分基于年龄大于 40 岁，红细胞沉降率（ESR）超过上限的 3 倍，白蛋白小于 3.0g/dL，白细胞计数低于 3000/μL，东部肿瘤合作组（ECOG）的表现状态（PS）评分大于 2 分，Ⅲ期或更高的疾病，使用烟草等。这些参数每个记为 1 分，3 分或以下、6 分或以上，可预测口腔黏膜炎发病率的差异。

口腔黏膜炎患者易感性见表 2−5−1。

表 2−5−1　口腔黏膜炎患者易感性

年龄	年幼或老年
性别	女性
口腔卫生状况	口腔卫生状况差
唾液分泌功能	唾液分泌功能低下
体质	营养不良
肾功能	肾功能减退
吸烟史	吸烟
既往癌症治疗史	既往接受癌症治疗发生口腔黏膜炎

五、临床表现

放射性口腔黏膜炎可累及任何辐射暴露部位，包括硬腭和牙龈（附图 9 和附图 10）。根据病程和临床表现，放射性口腔黏膜炎可分为急性放射性口腔黏膜炎和慢性放射性口腔黏膜炎（慢性放射性口腔黏膜炎不在此书中描述）。

放射性口腔黏膜炎的范围与严重程度一般与放射线种类、照射剂量、曝光时间、照射方法以及个体差异有关。

10Gy 照射：由于内皮层毛细血管扩张和上皮厚度减少，出现口腔黏膜发红、水肿等早期表现。由于红斑前短暂的角化过度，可见白色外观。患者大多无症状或有轻度烧灼感或对热食物不耐受。口腔疼痛遵循口腔黏膜炎类似的客观临床表现模式，但可能更早开始并更早达到高峰（第 2～4 周）。此阶段，患者的自觉症状与口腔黏膜炎实际的临床表现之间的相关性较低。

20Gy 照射：黏膜充血明显，依次出现糜烂、溃疡，覆盖白色纤维素性假膜，上皮表面剥脱，易出血，触痛明显，可出现唾液腺萎缩导致的口干、口臭等症状，合并咀嚼及进食困难等功能障碍和头晕、失眠、纳差、脱发等全身症状，干扰患者的进食或说话，最终导致体重减轻。

30Gy 及以上照射：口腔局部症状和体征加剧，往往出现伴明显渗出的深大溃疡并有假膜覆盖，白细胞、血小板减少引起的出血、继发感染等全身损害逐步出现并进一步加重，严重者可影响患者的放射治疗计划。放射性口腔黏膜炎急性病损一般在放射治疗结束后 2～4 周或采取有效治疗措施后 1～2 周逐渐愈合。

细菌感染（通常是革兰阴性菌）、病毒感染［如单纯疱疹病毒（HSV）］和真菌感染（通常是念珠菌病）有时可叠加在口腔黏膜炎上。感染性黏膜病变往往超出放射治疗区域。感染的口腔黏膜通常表现为深大溃疡，伴有黄白色坏死中心和边缘隆起。真菌性黏膜炎表现为白色可移动的真菌斑块，然而，也可能以红斑的形式出现，从而使原本确切的诊断变得复杂化。

六、诊断及鉴别诊断

（一）诊断标准

主要根据放射治疗史或放射线暴露史、上述急性口腔黏膜损害出现的时间及部位进行诊断。对这类患者进行口腔健康状况全面评估有助于口腔黏膜炎的早期诊断。

（二）鉴别诊断

要与疱疹样阿弗他溃疡、干燥综合征、药物过敏性口炎、多形红斑、急性疱疹性龈口炎、移植物抗宿主病等相鉴别。主要鉴别依据是肿瘤放射治疗史和放射线暴露史。

七、分级

接受口腔放射治疗的患者应每周至少就诊一次。每次就诊时，应评估患者的症状和进食，并检查患者的口腔黏膜。口腔黏膜炎分级的评估量表多种多样，国内目前尚无放射性口腔黏膜炎的临床评估分级标准，国际上主要采用世界卫生组织（WHO）口腔毒性量表、NCI CTCAE 及 EORTC 颁布的放射治疗肿瘤组毒性标准（表 2-5-2）。使用最广泛的评估方法是 NCI CTCAE，其包括患者的症状、进食功能和是否需要治疗。WHO 口腔黏膜炎分级的临床图片见附图 11、附图 12、附图 13 及附图 14。

表 2-5-2 EORTC、WHO 和 NCI 的口腔黏膜炎分级

分级标准	分级	临床表现
EORTC 放射治疗肿瘤组毒性标准	1	刺激可有轻度疼痛，红斑
	2	中度疼痛，斑点（<1.5cm，不连续）
	3	严重疼痛，融合性黏膜炎（>1.5cm，连续）
	4	溃疡，坏死，出血
WHO 口腔毒性量表	0	无明显症状
	1	轻度，口腔酸痛，红斑
	2	中度，口腔红斑、溃疡，可吞咽固体食物
	3	重度，口腔溃疡，只能吞咽流质食物
	4	极重度，口腔溃疡伴广泛红斑，不能吞咽食物
NCI CTCAE（5.0 版）	1	无症状或轻微症状，无需治疗
	2	中度疼痛，不影响进食，但需改变饮食
	3	重度疼痛，干扰口服摄入
	4	致命风险，需紧急处理
	5	死亡

八、治疗

诱导全身化疗序贯放射治疗和同步放化疗方案都可引起重度口腔黏膜炎。减轻口腔黏膜炎的最有效方法是恰当控制高剂量放射治疗区内正常黏膜组织的体积，并将同步放化疗仅用于最可能从这种联合疗法中获益的患者。2004 年，癌症支持治疗多国协会（MASCC）/国际口腔肿瘤协会（ISOO）发布了第一个循证医学的口腔黏膜炎临床实践指南，该指南第一次更新发表于 2007 年的 *Cancer* 杂志。在过去的十余年中，也有其他组织发表了口腔黏膜炎的指南，但多直接引用或参考该指南，因此 MASCC/ISOO 指南是口腔黏膜炎领域中的权威临床实践指南，目前已更新为 2020 版。放射性口腔黏膜炎可通过良好的口腔卫生、饮食调整、二重感染治疗、局部用药和使用镇痛药等方式对症治疗。其主要预防和治疗原则包括患者评估、口腔护理、口腔疼痛的管理、继发性感染的治疗和营养支持的考虑。

（一）患者评估

所有接受放射治疗的患者每周至少就诊一次，每次就诊时均应检查口腔黏膜。对发现患有口腔黏膜炎的患者，应确定口腔黏膜炎的分级和患者的一般状态，经过初步评估后，提供有效的治疗计划。除 4 级口腔黏膜炎、发热（超过 38.3℃）或严重中性粒细胞减少外，大多数可于门诊治疗。液体摄入不足的患者可能需要口服或静脉补液。全血计数适用于有严重口腔黏膜炎、发热或有中性粒细胞减少风险的患者。

（二）治疗原则

减轻症状，促进愈合，防治合并感染。

（三）口腔护理

口腔护理对预防口腔黏膜炎有良好效果。口腔护理包括刷牙、使用牙线和多种口腔漱口液保持口腔卫生。必要时，可根据口腔黏膜炎分级调整强度和频率。

（四）预防性干预

苄达明是一种非甾体抗炎药，具有局部镇痛、麻醉和抗菌作用，可抑制促炎细胞因子，如 IL−1 和 TNF−α，已被证明可以降低接受放射治疗的头颈部肿瘤患者的黏膜炎的严重程度和发生频率。苄达明漱口液可能对预防头颈部肿瘤患者的放射性口腔黏膜炎有效。建议在放射治疗前一天开始使用并在放射治疗期间持续使用。

（五）口腔黏膜损害的处理

凡具有抗炎、镇痛、促进愈合作用的任何局部制剂均可应用，如角质形成细胞生长因子−1（keratinocyte growth factor−1，KGF−1）、重组表皮生长因子、重组牛碱性成纤维细胞生长因子、苄达明、多塞平漱口液、黏膜黏附水凝胶、复方硼砂液、复方皮质散、珠黄散、地塞米松敷贴片等。另外，锌是某些组织修复过程中的必需微量元素，锌还有抗氧化效应，故 MASCC/ISOO 指南建议口腔肿瘤放射治疗患者可补充锌。

1. 黏膜疼痛的处理：可使用局部麻醉漱口水以维持口腔护理和进食。酌情应用阿司匹林、塞来西布等非甾体抗炎药。有明显疼痛的患者应在治疗期间按需使用长效阿片类药物。长效阿片类药物不得碾碎后经喂食管给予。对于不能吞咽口服药的患者，经皮芬太尼贴剂也许能很好地缓解疼痛。突破性疼痛应使用短效阿片类药物控制。

2. 口干症状的处理：毛果芸香碱是胆碱能受体激动剂，可增加唾液分泌量，对头颈部肿瘤放射治疗期间唾液分泌减少的患者非常有益。可局部应用人工唾液（0.2%毛果芸香碱 12mL 加蒸馏水 200mL），每次 10mL，每天 3 次；或全身应用毛果芸香碱，每次 4mg，每天 3 次，口服。此外，ASCO 的指南推荐，对于单纯因头颈部肿瘤而接受放射治疗的患者，可以考虑使用氨磷汀以降低口干症的发生率。以下患者使用氨磷汀可能有益：正进行放射治疗但未行化疗的患者，可能长期生存的患者，根据照射野和（或）照射剂量判断有口干症风险的患者，以及预计能耐受氨磷汀相关副反应的患者。

3. 口腔出血的处理：处理口腔出血的方法包括使用牙周塞治剂、血管收缩剂、凝块形成剂和组织保护剂。如果长期出血，应咨询血液科专家。

4. 合并感染的处理。

(1) 念珠菌感染的处理：局部应用1%~2%碳酸氢钠含漱液，必要时全身应用氟康唑（每次0.1g，每天1次，口服）1~2周。

(2) 单纯疱疹病毒感染的处理：建议局部用含有利多卡因的含漱液，全身可应用阿昔洛韦（每次0.2g，每5小时1次，口服）、泛昔洛韦（每次0.125g，每天2次，口服）等抗病毒药物。

(3) 细菌感染的处理：根据药物敏感试验结果合理选用抗生素，同时要重视厌氧菌感染，可联合应用广谱抗生素和替硝唑。

（六）MASCC/ISOO指南推荐的有强烈证据证明的干预措施

1. 对于高剂量化疗+全身放射治疗+自体干细胞移植的血液恶性肿瘤患者，推荐用KGF-1预防口腔黏膜炎［60μg/(kg·d)，预处理前3天及移植后3天］。

2. 对于高剂量化疗±全身放射治疗+造血干细胞移植的患者，推荐用低剂量激光治疗（波长650nm，功率40mW，组织剂量$2J/cm^2$）预防口腔黏膜炎。

3. 对于接受中等剂量放射治疗（最大50Gy）±化疗的头颈部肿瘤患者，推荐用苄达明漱口水预防口腔黏膜炎。

（七）其他治疗方法

还有其他一些药物和方法在治疗或预防口腔黏膜炎方面接受了评估（范围较有限），虽现有证据不足以支持其使用，但此处仍提出作为参考。

1. 益生菌：有研究发现，给予益生菌能够降低放化疗诱导性口腔黏膜炎的严重程度。但这些结果还有待进一步试验证实。

2. 苯丁酸：有试验对比了苯丁酸漱口水与安慰剂漱口水的效果。试验结果表明，苯丁酸漱口水（在副反应最早出现时开始使用）显著降低了口腔黏膜炎的严重程度。需要通过更大型的研究来确认上述结果。

3. 谷氨酰胺：在放射治疗期间给予口服谷氨酰胺制剂可能会降低口腔黏膜炎的严重程度，减少其持续时间。MASCC/ISOO指南建议采用该药预防口腔黏膜炎。在放射治疗期间使用口服谷氨酰胺预防口腔黏膜炎时，剂量可为每次10g，每天最多3次。一项针对放化疗患者的小型随机安慰剂对照试验显示，口服谷氨酰胺既可以减轻口腔黏膜炎的严重程度，也能使治疗约5周后的疼痛评分降低。已有研究探讨了静脉注射谷氨酰胺的作用，但尚无定论。

4. 阿伐索帕锰（GC4419）：一种可限制活性氧形成的超氧化物歧化酶类似物。一项随机Ⅱb期双盲试验发现其能降低放化疗诱导性口腔黏膜炎的发生风险和总体严重程度。该研究纳入了约200例局部晚期口腔癌或口咽癌患者，他们接受了放射治疗和基于顺铂的同步化疗。研究发现，与安慰剂相比，使用GC4419能够降低口腔黏膜炎的发生率（43% vs 65%），减少其持续时间（2天 vs 19天），降低4级毒性反应的发生率

(16% vs 30%)，并且耐受性良好。该药仍处于研究阶段，并将在Ⅲ期试验中接受进一步评估。

5. 激光治疗（光生物调节）：随机试验表明，使用口腔内激光疗法进行预处理可降低化疗或放射治疗引起口腔副反应的风险，其作用原理主要是刺激组织再生。因为考虑到激光治疗区域与患者肿瘤之间具有解剖学关联，通常不会常规在头颈部肿瘤的根治性治疗中使用口腔内激光疗法。激光疗法在辅助治疗中的应用依赖于实践环境，需要专业人员来维持机器运行、决定需要治疗的区域及每个点位的治疗时长，并在每次放射治疗前实施激光治疗。有能力实施这种治疗的机构可以将其用于接受单纯放射治疗或同步放化疗的患者，以预防口腔黏膜炎，MASCC/ISOO 指南也提倡这种做法。目前，激光疗法不应用于治疗已确诊的口腔黏膜炎，因为有关这种情况下应用该治疗的数据有限。

（八）营养支持治疗

有严重放射性口腔黏膜炎的患者经口进食困难甚至不能吞咽任何食物，这可导致体重减轻和营养消耗。对于这些患者应考虑使用营养支持和饲管。

对于短期的饲管，可使用鼻胃管和鼻空肠管。对于长期进入体内的饲管，可采用胃造口术、胃空肠吻合术和空肠吻合术。对于因梗阻、顽固性呕吐、腹泻、胃肠运动性差、短肠综合征或严重胰腺炎而没有胃肠道功能的患者，可选择全肠外营养。

九、预防

保持良好的口腔卫生对预防口腔黏膜炎至关重要。所有患者在开始治疗前都应被告知保持适当的口腔卫生。每餐后和睡前都用牙膏和柔软的牙刷清洁牙齿，每天漱口 2～4 次，至少每天使用 1 次牙线。在开始拔牙治疗前至少几周、大手术前 10～21 天以及计划开始放射治疗前 4～6 周进行口腔检查。

对头颈部肿瘤放射治疗患者要改进投照技术，严格控制照射剂量，加强非照射区的防护。如有条件可预防性使用氧自由基清除剂氨磷汀和 KGF－1、口含冰块等。在放射治疗期间要密切注意口腔黏膜的变化情况，及时处理口腔黏膜损害。

对非肿瘤放射治疗人员应尽量减少不必要的照射，儿童、孕妇应尽量避免透视和摄片。在透视下进行骨折复位、取异物等治疗时应尽量缩短操作时间，使用屏蔽衣。放射工作人员应严格遵守防护规定，缩短辐射时间，增加工作间距，合理使用屏蔽衣等防护用品。放射场所应严格按照防护标准装修。

接受头颈部包括上呼吸道定向放射治疗的患者应避免酸性或辛辣食物、锐利的食物（如薯条）、咖啡因、酒精饮料和含酒精的漱口水；同时，应充足饮水。

十、总结与推荐

1. 放射性口腔黏膜炎在某种程度上是不可避免的。饮食调整（避免辛辣食物和干货食品）、麻醉性镇痛药、反复外源性润滑和口腔护理都是推荐的干预措施。目前有许多新型方法可用于控制这一症状。虽然现有资料不足以推荐具体的最佳治疗，但仍建议用温盐水或碳酸氢钠溶液冲漱口腔，每天数次。

2. 在放射治疗前，应净化口腔内的开放性创口，去除存在的金属物，并用温水或生理盐水轻轻冲洗创口。可用棉签轻轻擦拭口腔，并检查放射性。在去污时需要特别注意，因为有可能从口腔更快地吸收放射性物质。如果放射性物质进入口腔，鼓励经常漱口和用牙膏刷牙，用3%的过氧化氢溶液漱口也会有帮助，但不得吞咽，以防止内部污染。

3. 应确保采取辐射安全措施，限制患者、放射工作人员、医院设备和设施的辐射污染和暴露。

4. 对于所有患者，尤其是严重放射性口腔黏膜炎患者，由于进食、吞咽、说话困难，体重下降，可能有显著的社会心理需求，应该向其提供安慰和咨询。

主要参考文献

[1] VERA-LLONCH M, OSTER G, HAGIWARA M, et al. Oral mucositis in patients undergoing radiation treatment for head and neck carcinoma [J]. Cancer, 2006, 106 (2): 329-336.

[2] SQUIER C A, KREMER M J. Biology of oral mucosa and esophagus [J]. Journal of the National Cancer Institute Monographs, 2001, (29): 7-15.

[3] SHIH A, MIASKOWSKI C, DODD M J, et al. Mechanisms for radiation-induced oral mucositis and the consequences [J]. Cancer Nursing, 2003, 26 (3): 222-229.

[4] SONIS S T, ELTING L S, KEEFE D, et al. Perspectives on cancer therapy-induced mucosal injury: pathogenesis, measurement, epidemiology, and consequences for patients [J]. Cancer, 2004, 100 (9 Suppl): 1995-2025.

[5] KöSTLER W J, HEJNA M, WENZEL C, et al. Oral mucositis complicating chemotherapy and/or radiotherapy: options for prevention and treatment [J]. CA: a Cancer Journal For Clinicians, 2001, 51 (5): 290-315.

[6] LALLA R V, SONIS S T, PETERSON D E. Management of oral mucositis in patients who have cancer [J]. Dental Clinics of North America, 2008, 52 (1): 61-77.

[7] ROSENTHAL D I, TROTTI A. Strategies for managing radiation-induced mucositis in head and neck cancer [J]. Seminars in Radiation Oncology, 2009, 19 (1): 29-34.

[8] PETERSON D E, BENSADOUN R J, ROILA F. Management of oral and gastrointestinal mucositis: ESMO Clinical Practice Guidelines [J]. Annals of Oncology, 2011, 22 (Suppl 6): vi78-vi84.

[9] TSAN D L, LIN C Y, KANG C J, et al. The comparison between weekly and three-weekly cisplatin delivered concurrently with radiotherapy for patients with postoperative high-risk squamous cell carcinoma of the oral cavity [J]. Radiation Oncology, 2012, 18 (7): 215.

[10] MEHRA R, COHEN R B, BURTNESS B A. The role of cetuximab for the treatment of squamous cell carcinoma of the head and neck [J]. Clinical Advances in Hematology and Oncology, 2008, 6 (10): 742-750.

[11] WALSH L, GILLHAM C, DUNNE M, et al. Toxicity of cetuximab versus cisplatin concurrent with radiotherapy in locally advanced head and neck squamous cell cancer (LAHNSCC) [J]. Radiotherapy and Oncology, 2011, 98 (1): 38-41.

[12] NARAYAN S, LEHMANN J, COLEMAN M A, et al. Prospective evaluation to establish a dose response for clinical oral mucositis in patients undergoing head-and-neck conformal radiotherapy [J]. International Journal of Radiation Oncology・Biology・Physics, 2008, 72 (3): 756-762.

[13] BI X W, LI Y X, FANG H, et al. High-dose and extended-field intensity modulated radiation therapy for early-stage NK/T-cell lymphoma of Waldeyer's ring: dosimetric analysis and clinical outcome [J]. International Journal of Radiation Oncology・Biology・Physics, 2013, 87 (5): 1086-1093.

[14] BUDACH W, HEHR T, BUDACH V, et al. A meta-analysis of hyperfractionated and accelerated radiotherapy and combined chemotherapy and radiotherapy regimens in unresected locally advanced squamous cell carcinoma of the head and neck [J]. BioMedCentral Cancer, 2006, 31 (6): 28.

[15] RUSSO G, HADDAD R, POSNER M, et al. Radiation treatment breaks and ulcerative mucositis in head and neck cancer [J]. Oncologist, 2008, 13 (8): 886-898.

[16] MEIROVITZ A, KUTEN M, BILLAN S, et al. Cytokines levels, severity of acute mucositis and the need of PEG tube installation during chemo-radiation for head and neck cancer—a prospective pilot study [J]. Radiation Oncology, 2010, 25 (5): 16.

[17] SURESH A V S, VARMA P P, SINHA S, et al. Risk-scoring system for predicting mucositis in patients of head and neck cancer receiving concurrent chemoradiotherapy [J]. Journal Cancer Research and Therapeutics, 2010, 6 (4): 448-451.

[18] COX J D, STETZ J, PAJAK T F. Toxicity criteria of the Radiation Therapy Oncology Group (RTOG) and the European Organization for Research and Treatment of Cancer (EORTC) [J]. International Journal of Radiation Oncology・Biology・Physics, 1995, 31 (5): 1341-1346.

[19] ELTING L S, COOKSLEY C D, CHAMBERS M S, et al. Risk, outcomes, and costs of radiation-induced oral mucositis among patients with head-and-neck malignancies [J]. International Journal of Radiation Oncology・Biology・Physics, 2007, 68 (4): 1110-1120.

第六节　放射性口干症

一、概述

口干症（xerostomia）是唾液减少或缺乏引起的一种症状，是头颈部肿瘤放射治疗期间和放射治疗后常见的并发症之一，影响患者的咀嚼、味觉及吞咽功能，还可能导致严重和长期的口腔疾病，严重影响患者的生活质量。放射性唾液腺损伤是放射性口干症发生的直接原因。唾液腺具有高放射敏感性，接受辐射后会以剂量依赖性的方式出现腺体功能障碍直至腺体细胞死亡，腺体分泌功能受损，唾液分泌减少，引起口干症。虽然新的放射治疗技术如强调适形放射治疗能够保留更多的唾液腺腺体，但很大一部分患者仍然会出现口干症。研究报道，在接受强调适形放射治疗的 3 个月后，60.2 %的鼻咽癌患者和 32.9 %的其他部位头颈部肿瘤患者出现中至重度口干症。

二、发病机制

唾液腺包括腮腺、下颌下腺、舌下腺三对大唾液腺和分布于口腔黏膜下的小唾液腺，如唇腺、颊腺、舌腺、腭腺等。腮腺和下颌下腺是主要的唾液分泌器官，分泌的唾液占全部唾液的 85%左右。腮腺是纯浆液腺，全部由浆液性腺泡组成，仅产生浆液性水样分泌物，分泌高达 50%的刺激性唾液和约 20%的非刺激性唾液。下颌下腺是混合腺，以浆液性腺泡为主，还含有少数黏液性腺泡和混合性腺泡，产生浆液性和黏液性混合唾液，分泌约 65%的非刺激性唾液和 35%的刺激性唾液。腮腺和下颌下腺功能障碍是头颈部肿瘤放射治疗引起口干症的主要原因。

唾液腺对放射线高度敏感。浆液性腺泡细胞分化良好，有丝分裂速率慢、周期长，但却表现出对辐射的急性反应。黏液性腺泡细胞的放射敏感性比浆液性腺泡细胞低，所以在放射治疗后的一段时间内有保持其功能的趋势。腮腺比其他唾液腺失去更多的功能，导致水样唾液减少，黏液性唾液积聚，进而导致口干。正常的唾液流量是 0.3～0.4mL/min（1.0～1.5L/d），唾液流量小于 0.1mL/min 时表现为明显的口干症。研究表明，放射治疗早期和晚期的口干症发生原因不同。在放射治疗早期，发生口干症的原因并非腺体细胞死亡，而是唾液腺腺泡细胞选择性膜损伤和受体介导的水排泄信号通路障碍引起唾液产生减少；而放射治疗晚期则发生祖细胞和干细胞死亡，造成具有正常功能的分泌细胞短缺。

三、发生时间

放射性口干症通常始于放射治疗早期，第 1 周唾液流量减少 50%～60%，患者开始出现轻至中度的口干，并随着治疗的进行而逐渐加重；常规放射治疗 7 周后，唾液流量下降至 20%左右，治疗结束后继续下降 6 个月以上。放射治疗后 12～18 个月口干症才有可能恢复，这取决于唾液腺接受辐射的剂量和照射野中所包含的腺体组织的体积。大多数研究表明，对于没有接受唾液腺保留放射治疗的患者，口干症恢复的可能性很小。

四、危险因素

（一）治疗相关因素

1. 放射治疗：放射性口干症的发生和严重程度取决于放射治疗相关因素，唾液腺接受照射的剂量、受照射唾液腺组织的体积及分割放式均与放射性口干症的发生密切相关。

（1）根据照射剂量，辐射诱导的唾液腺损伤可能是可逆性的或永久性的。通常情况下，在总剂量小于 60Gy 时，唾液腺的变化包括水肿和炎症是可逆性的；在总剂量大于 60Gy 时，出现的纤维化和腺体变性有可能是永久性的。有研究报道，当腮腺平均照射剂量大于 25.8Gy 时，会使唾液流量减少 75%以上；而至少保留一侧腮腺的平均照射剂量小于或等于 25.8Gy 时，口干症的发生率显著降低。

（2）临床上通过实施三维适形放射治疗（3－dimensional conformal RT，3D－CRT）和调强适形放射治疗可以保留部分腮腺，这部分腺体组织接受低剂量辐射或无辐射，结果证明减少了口干症的发生。

（3）尽管改良分割放射治疗方案被越来越多地使用，但这对口干症发生率的影响尚不明确。加速分割放射治疗和超分割放射治疗似乎都会增加发生急性副反应的风险，包括口干症。

放射治疗过程中早期腮腺密度和体积的变化与急性口干症密切相关。放射治疗期间腮腺体积缩小约 30%，受照射的腮腺外侧区向内移动，腮腺萎缩伴随着组织密度的降低与腺体组织上脂肪的相对增加相一致。研究发现，在治疗的前 2 周，腮腺较大的密度和体积变化可以预测较高的急性口干症发生率。

2. 伴随的全身化疗：同步放化疗与发生急性和晚期口干症的风险显著相关。放射治疗联合化疗的患者与单纯放射治疗的患者相比，在治疗后 6 个月内出现更严重的口干症。

3. 伴随的全身靶向治疗：研究表明，西妥昔单抗与放射治疗同时使用不会增加口干症发生率。

（二）肿瘤相关因素

肿瘤的解剖部位与口干症发生率密切相关。研究发现，原发肿瘤累及鼻咽和口咽的患者发生率较高。

（三）患者相关因素

患者年龄的增长是促进口干症发生的因素。随着年龄的增长，唾液腺对辐射的敏感性和口干症的易感性增加。值得注意的是，年龄增加本身并不会引起口干症，而是合并症和用于治疗合并症的诱发口干症的药物可能显著促使老年患者急性和晚期口干症的发生风险增加。口干症的发生风险与种族、婚姻和社会经济地位无显著关联。

五、临床表现

患者往往会出现口腔黏膜干燥和唾液黏稠，口腔不适或疼痛，口腔黏膜炎，味觉减退，说话、咀嚼、吞咽和义齿佩戴困难，患者可因食物滞留于口腔黏膜、牙龈、牙齿或舌头而出现口臭。长期的口干症会增加患龋齿和口腔细菌、真菌感染（如口腔念珠菌病）的风险，并通过降低口腔 pH 值和促使细菌生长而危害口腔卫生。最终，这些症状会导致患者营养摄入减少和体重减轻，显著降低患者的生活质量，对患者的口腔健康和全身健康造成重大影响。

六、诊断及鉴别诊断

（一）诊断标准

1. 既往有头颈部放射治疗病史，通常始于放射治疗早期。

2. 根据患者的症状和体征做出临床诊断。

3. 其他辅助检查：①唾液流量是目前最常用的唾液腺功能客观测量指标，但唾液流量通常不用于诊断，因为患者的临床表现与唾液流量之间几乎没有相关性。②一些成像技术，如唾液腺显像（salivary gland scintigraphy，SGS），也可用于评估辐射对唾液腺功能的影响。由于单光子发射计算机断层成像术（single photon emission computed tomography，SPECT）提供了额外的空间信息，所以当与 SPECT 结合使用时，SGS 尤其有效。③MRI 唾液腺造影显示辐射引起的唾液腺和导管变化的能力已被证实。

（二）鉴别诊断

与口腔感染、龋齿和口腔黏膜炎等相鉴别，可通过详细的病史和临床检查排除。

七、分级

目前临床应用的放射性口干症的分级一般基于 RTOG/EORTC 口干症分级标准，见表 2-6-1。

表 2-6-1　RTOG/EORTC 口干症分级标准

级别	急性期	晚期
0	无辐射效应	无辐射效应
1	轻度口干；唾液稍黏稠；可能有轻微的味觉改变，如金属味觉；摄食行为没有改变，如没有随餐液体使用的增加	口微干，对刺激反应良好
2	中度至完全干燥，浓稠、黏稠唾液，味觉明显改变	中度干燥，对刺激反应差
3	—	完全干燥，对刺激无反应

续表2-6-1

级别	急性期	晚期
4	急性唾液腺坏死	纤维化
5	—	死亡

八、治疗

（一）支持性护理

治疗期间和治疗后早期，应嘱咐患者充分饮水，保持机体良好的水化，可使用润唇膏保持嘴唇湿润。应指导患者刷牙、刷舌、使用牙线等，建议使用漱口水漱口，以保持口腔湿润清洁和良好的口腔卫生。用含25%过氧化氢和75%水的稀溶液或含盐和碳酸氢钠的稀溶液漱口，每天数次，可使口腔清新，松解稠密黏着的口腔分泌物并缓解轻度口腔黏膜炎所致疼痛。抗菌漱口水，如氯己定和脱氧核苷，在降低细菌负荷和抑制龋病发生方面发挥核心作用。在饮食方面，尽量食用软而滋润的低糖饮食，避免摄入辛辣和高酸性食物、烟草以及含咖啡因和酒精的产品，以预防口干症和龋齿。

（二）唾液替代物

人工唾液或唾液替代物可用于润滑口腔，它们具有短期活性，对唾液腺无刺激作用。由于唾液是一种具有多种功能的复杂物质，很难被替代，且唾液替代物属于对症治疗措施，效果不能持久，因此唾液替代物很少是有效的。此外，唾液替代物并不具备唾液的抗菌和免疫保护作用，因此患者仍然需要定期的牙科护理和保持适当的口腔卫生。

（三）催涎药

研究表明，当仍有部分唾液腺功能残留时，使用催涎药比唾液替代物产生更大的缓解作用。毛果芸香碱和西维美林（cevimeline）是美国食品药品管理局（Food and Drug Administration，FDA）批准用于治疗口干症的两种催涎药。而对于放射性口干症，毛果芸香碱是美国FDA批准的唯一催涎药。

毛果芸香碱是一种天然存在的生物碱，主要作为具有轻度β-肾上腺素能活性的毒蕈碱胆碱能激动剂，作用于唾液腺表面的胆碱能受体，刺激唾液分泌。相关研究结果显示，使用毛果芸香碱治疗放射性口干症后，约一半患者的口腔干燥有显著改善。值得注意的是，毛果芸香碱的广泛副交感神经刺激作用可以引起出汗、支气管痉挛、心动过缓等全身副反应。局部给予毛果芸香碱可能是一个适当的替代方案，相对于全身给药可能减少相关副反应。唾液的局部刺激可以更迅速地增加唾液的产生，但相关研究表明局部用药提高了患者的耐受性。

西维美林是一种较新的毒蕈碱激动剂，研究发现其可以安全有效地治疗干燥综合征患者的口干症，并可能对放射性口干症的治疗有价值。已有相关研究表明西维美林在治疗放射性口干症中的有效作用，但仍然需要进一步的临床试验确定西维美林对放射性口

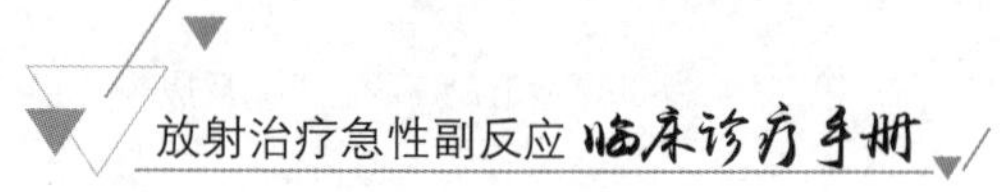

干症的疗效和副反应。

九、预防

放射性口干症的治疗很少有效，因此重在预防。

（一）高度适形放射治疗技术——调强适形放射治疗

使用高度适形放射治疗技术以尽量减少唾液腺的放射暴露是预防永久性唾液腺损伤的最重要方法。如前所述，放射性口干症的发生和严重程度取决于唾液腺接受照射的剂量和体积。因此，预防放射性口干症的有效方法是将辐射光束更好地聚焦到靶区，避免唾液腺组织不必要的照射。同时，临床上应尽可能降低腮腺的平均照射剂量，至少一侧腮腺的平均照射剂量小于 20Gy 或双侧腮腺的平均照射剂量小于 25Gy 可预防严重的长期口干症。

调强适形放射治疗这类新型高度适形放射治疗技术可以保留部分腮腺，通过高剂量给药于腮腺的一小部分并定位在肿瘤附近，而其余腺体接受低剂量或根本没有剂量，以此减少唾液腺受到的辐射，可显著减少急性期和晚期口干症。尽量减少唾液腺受辐射的重要性在 PARSPORT 试验中得以证实，该试验将 94 例咽癌患者随机分配为调强适形放射治疗组和传统放射治疗组，调强适形放射治疗组 12 个月和 24 个月时 2 级及以上口干症的发生率都明显减少（分别为 38% vs 74%和 29% vs 83%）。

（二）氨磷汀

氨磷汀是唯一经证实能有效预防口干症的药物。氨磷汀是一种有机硫代磷酸盐的前体药物，给药后在组织中被碱性磷酸酶去磷酸化，转化为活性形式。由于肿瘤的碱性磷酸酶水平和 pH 值较低，阻止了氨磷汀在肿瘤细胞中的激活。这种活性形式进入细胞后通过贡献一个保护性的巯基而发挥作用，该巯基能清除受辐射组织产生的自由基，从而防止对 DNA 的辐射损伤，实现了对正常组织的选择性保护。

Brizel 等在一项Ⅲ期临床试验中，将 303 例接受常规放射治疗的头颈部肿瘤患者（无论是根治性还是辅助性术后放射治疗）随机分组为接受氨磷汀（每次放射治疗前 30 分钟给药，每天 200mg/m^2，静脉滴注）或不接受氨磷汀治疗。结果表明，阿米福汀（注射用氨磷汀）显著降低了 2 级及以上急性口干症的发生率（从 78%降至 51%），并且在长达 2 年的随访中发现，同时降低了 2 级及以上慢性口干症的发生率（从 57%降至 34%），且不影响疾病控制和生存。因此，氨磷汀的使用获得了美国 FDA 的批准。

目前，尚不清楚氨磷汀能否有效减轻同步放化疗患者的口干症。证明氨磷汀能有效预防口干症的试验采用的是早期非适形放射治疗技术，患者入选标准之一是要求双侧腮腺至少有 75%接受 50Gy 以上的照射剂量。尚不清楚氨磷汀是否对接受避开腮腺的高度适形放射治疗技术的患者同样有益。

值得注意的是，氨磷汀的副反应限制了它的广泛使用。氨磷汀的副反应包括低血压、恶心、呕吐、低钙血症和皮肤反应。静脉注射氨磷汀存在一过性低血压的风险，应在输注期间及输注后每 5 分钟监测血压。恶心和呕吐是常见的副反应，应在应用氨磷汀之前联合使用止吐药。对于有低钙血症风险的患者，应检查并监测血钙水平。每次给药前对患者进行皮肤评估，若有严重的皮肤副反应，应永久停药。

（三）下颌下腺转位

下颌下腺主要分泌大部分非刺激性唾液，在口干症的主观症状和口腔稳态中起重要作用。下颌下腺转位的方法是在放射治疗前，在手术治疗原发肿瘤的过程中将单个下颌下腺从未受累侧颈部通过手术转移至颏下间隙，这将有助于维持唾液生成，降低口干症的发生风险。在一项前瞻性试验中，120 例患者被随机分配为接受下颌下腺转位或在放射治疗期间和放射治疗后 3 个月接受毛果芸香碱治疗，结果显示下颌下腺转位组在唾液流量和唾液浓度方面都优于毛果芸香碱组。据估计，下颌下腺转位可降低 69%的急性口干症发生风险。

然而，有许多限制因素阻碍了该技术的发展。下颌下腺转位仅在计划接受手术后放射治疗的患者中可行，但患者是否需要术后放射治疗并不确定，部分患者可能拒绝进一步治疗。部分患者由于原发肿瘤病灶与颏下间隙的距离较近，颏下间隙无法避免辐射。由于下颌下腺转位是手术治疗的一部分，需要在对侧颈部行择期手术，包括Ⅰ～Ⅲ区淋巴结清扫，可能被理解为加大治疗强度。

（四）毛果芸香碱

毛果芸香碱能刺激残余唾液腺组织分泌唾液。放射治疗期间使用毛果芸香碱预防口干症的结论仍然存在争议。研究发现，放射治疗期间给予毛果芸香碱可导致治疗结束时非刺激性唾液流量的显著改善，但对刺激性唾液流量无显著影响。然而，一项纳入 11 项随机试验的文献系统评价得出结论：对于因头颈部肿瘤而接受放射治疗的患者，不推荐口服毛果芸香碱预防口干症。

十、总结与推荐

放射性口干症是头颈部肿瘤放射治疗常见的副反应，放射治疗早期口干症与晚期口干症的发病机制不同。应用高度适形放射治疗技术，在保证有效治疗肿瘤的前提下，尽量减少腮腺及下颌下腺的照射剂量，能够有效降低放射性口干症的发生率，提高患者生活质量。虽然研究发现氨磷汀能降低早期放射治疗技术引起的唾液腺毒性，但没有证据证明其在高度适形放射治疗技术中仍然有益。放射性口干症患者可局部进行口腔清洁护理。人工唾液及催涎药如毛果芸香碱等，可以改善患者口干症症状，提高患者生活质量。

主要参考文献

[1] 陈小利，张帆，刘程程. 光生物调节在放射治疗后口腔并发症防治中的应用进展[J]. 国际口腔医学杂志，2022，49 (6)：707-716.

[2] LEE T F, LIOU M H, HUANG Y J, et al. LASSO NTCP predictors for the incidence of xerostomia in patients with head and neck squamous cell carcinoma and

nasopharyngeal carcinoma [J]. Scientific Reports, 2014, 28 (4): 6217.

[3] KONINGS A W T, COPPES R P, VISSINK A. On the mechanism of salivary gland radiosensitivity [J]. International Journal of Radiation Oncology • Biology • Physics, 2005, 62 (4): 1187-1194.

[4] DIRIX P, NUYTS S, VAN DEN BOGAERT W. Radiation-induced xerostomia in patients with head and neck cancer: a literature review [J]. Cancer, 2006, 107 (11): 2525-2534.

[5] EISBRUCH A, TERRELL J E. The relationships between xerostomia and dysphagia after chemoradiation of head and neck cancer [J]. Head and Neck, 2003, 25 (12): 1082-1083.

[6] SHIH A, MIASKOWSKI C, DODD M J, et al. Mechanisms for radiation-induced oral mucositis and the consequences [J]. Cancer Nursing, 2003, 26 (3): 222-229.

[7] BLANCO A I, CHAO K S C, EL NAQA I, et al. Dose-volume modeling of salivary function in patients with head-and-neck cancer receiving radiotherapy [J]. International Journal of Radiation Oncology • Biology • Physics, 2005, 62 (4): 1055-1069.

[8] SANGUINETI G, RICCHETTI F, WU B, et al. Parotid gland shrinkage during IMRT predicts the time to Xerostomia resolution [J]. Radiation Oncology (London, England), 2015, 17 (10): 19.

[9] BELLI M L, SCALCO E, SANGUINETI G, et al. Early changes of parotid density and volume predict modifications at the end of therapy and intensity of acute xerostomia [J]. Strahlentherapie und Onkologie, 2014, 190 (11): 1001-1007.

[10] OWOSHO A A, THOR M, OH J H, et al. The role of parotid gland irradiation in the development of severe hyposalivation (xerostomia) after intensity-modulated radiation therapy for head and neck cancer: Temporal patterns, risk factors, and testing the QUANTEC guidelines [J]. Journal of Cranio-Maxillo-Facial Surgery: Official Publication of the European Association for Cranio-Maxillo-Facial Surgery, 2017, 45 (4): 595-600.

[11] BONNER J A, HARARI P M, GIRALT J, et al. Radiotherapy plus cetuximab for squamous-cell carcinoma of the head and neck [J]. The New England Journal of Medicine, 2006, 354 (6): 567-578.

[12] LIU C C, XIA R, GUADAGNOLO A, et al. Risk of xerostomia in association with the receipt of radiation therapy in older patients with head and neck cancer [J]. American Journal of Therapeutics, 2011, 18 (3): 206-215.

[13] VISVANATHAN V, NIX P. Managing the patient presenting with xerostomia: a review [J]. International Journal of Clinical Practice, 2010, 64 (3): 404-407.

[14] VALDÉS OLMOS R A, KEUS R B, TAKES R P, et al. Scintigraphic

assessment of salivary function and excretion response in radiation-induced injury of the major salivary glands [J]. Cancer, 1994, 73 (12): 2886—2893.

[15] VAN ACKER F, FLAMEN P, LAMBIN P, et al. The utility of SPECT in determining the relationship between radiation dose and salivary gland dysfunction after radiotherapy [J]. Nuclear Medicine Communications, 2001, 22 (2): 225—231.

[16] ASTREINIDOU E, RAAYMAKERS C P J, ROESINK J M, et al. 3D MR sialography protocol for postradiotherapy follow-up of the salivary duct system [J]. Journal of Magnetic Resonance Imaging, 2006, 24 (3): 556—562.

[17] COX J D, STETZ J, PAJAK T F. Toxicity criteria of the Radiation Therapy Oncology Group (RTOG) and the European Organization for Research and Treatment of Cancer (EORTC) [J]. International Journal of Radiation Oncology • Biology • Physics, 1995, 31 (5): 1341—1346.

[18] EPSTEIN J B, MCBRIDE B C, STEVENSON—MOORE P, et al. The efficacy of chlorhexidine gel in reduction of Streptococcus mutans and Lactobacillus species in patients treated with radiation therapy [J]. Oral Surgery, Oral Medicine, and Oral Pathology, 1991, 71 (2): 172—178.

[19] BJÖRNSTRÖM M, AXÉLL T, BIRKHED D. Comparison between saliva stimulants and saliva substitutes in patients with symptoms related to dry mouth. A multi-centre study [J]. Swedish Dental Journal, 1990, 14 (4): 153—161.

[20] VILLA A, CONNELL C L, ABATI S. Diagnosis and management of xerostomia and hyposalivation [J]. Therapeutics and Clinical Risk Management, 2015 (11): 45—51.

[21] JOHNSON J T, FERRETTI G A, NETHERY W J, et al. Oral pilocarpine for post-irradiation xerostomia in patients with head and neck cancer [J]. The New England Journal of Medicine, 1993, 329 (6): 390—395.

[22] HAMLAR D D, SCHULLER D E, GAHBAUER R A, et al. Determination of the efficacy of topical oral pilocarpine for postirradiation xerostomia in patients with head and neck carcinoma [J]. The Laryngoscope, 1996, 106 (8): 972—976.

[23] FOX R I. Use of cevimeline, a muscarinic M1 and M3 agonist, in the treatment of Sjögren's syndrome [J]. Advances in Experimental Medicine and Biology, 2002, 506 (Pt B): 1107—1116.

[24] CHAMBERS M S, POSNER M, JONES C U, et al. Cevimeline for the treatment of postirradiation xerostomia in patients with head and neck cancer [J]. International Journal of Radiation Oncology • Biology • Physics, 2007, 68 (4): 1102—1109.

[25] DEASY J O, MOISEENKO V, MARKS L, et al. Radiotherapy dose-volume

effects on salivary gland function [J]. International Journal of Radiation Oncology • Biology • Physics, 2010, 76 (3 Suppl): S58－S63.

[26] NUTTING C M, MORDEN J P, HARRINGTON K J, et al. Parotid-sparing intensity modulated versus conventional radiotherapy in head and neck cancer (PARSPORT): a phase 3 multicentre randomised controlled trial [J]. The Lancet Oncology, 2011, 12 (2): 127－136.

[27] WASSERMAN T H, BRIZEL D M, HENKE M, et al. Influence of intravenous amifostine on xerostomia, tumor control, and survival after radiotherapy for head-and-neck cancer: 2-year follow-up of a prospective, randomized, phase Ⅲ trial [J]. International Journal of Radiation Oncology • Biology • Physics, 2005, 63 (4): 985－990.

[28] WU F, WENG S, LI C, et al. Submandibular gland transfer for the prevention of postradiation xerostomia in patients with head and neck cancer: a systematic review and meta-analysis [J]. ORL Journal for Oto-Rhino-Laryngology and Its Related Specialties, 2015, 77 (2): 70－86.

[29] SCARANTINO C, LEVEQUE F, SWANN R S, et al. Effect of pilocarpine during radiation therapy: results of RTOG 97-09, a phase Ⅲ randomized study in head and neck cancer patients [J]. The Journal of Supportive Oncology, 2006, 4 (5): 252－258.

[30] JENSEN S B, PEDERSEN A M L, VISSINK A, et al. A systematic review of salivary gland hypofunction and xerostomia induced by cancer therapies: prevalence, severity and impact on quality of life [J]. Supportive Care in Cancer: Official Journal of the Multinational Association of Supportive Care in Cancer, 2010, 18 (8): 1039－1060.

第七节　放射性味觉障碍

一、概述

味觉障碍（dysgeusia）是指味觉异常或受损，泛指味觉感知的任何改变，包括味觉敏感性降低、味觉丧失或正常味觉扭曲。在接受单纯放射治疗的头颈部肿瘤患者中，约有 2/3 的患者出现味觉丧失或改变，严重降低了患者的食欲、体重和生活质量。味觉障碍与嗅觉的变化密切相关，嗅觉参与味觉的产生，放射治疗期间辐射对味蕾细胞和嗅觉受体细胞的破坏，常常会导致味觉改变。味觉障碍常见于口腔癌或口咽癌患者。

二、发病机制

人类的味觉由酸、甜、苦、咸 4 种基本味觉组成。除此之外，来自日文的“鲜味”，已被公认为“第五味觉”。鲜味主要来源于氨基酸，主要是指味精的主要成分谷氨酸钠的味道。20 种天然氨基酸组成蛋白质，因此鲜味存在于多种蛋白质含量丰富的食物中，如鱼、肉、牛奶等。这 5 种味觉模式是由味蕾介导的。味蕾属于化学感受器，主要分布于舌的菌状乳头、轮廓乳头和叶状乳头内，软腭、咽和会厌等处的黏膜上皮内也有味蕾分布。每个味蕾由 50～100 个紧密排列的细胞组成，包括味觉受体细胞、支持细胞和基底细胞，更新周期为 10～11 天。每个味蕾顶端通过味孔开口于上皮表面，味觉感受器细胞顶端的微绒毛聚集于味孔处，通过微绒毛直接接受口腔内的味觉刺激。

味觉感受器细胞与其内部的传入感觉神经元接触。舌前 2/3 味觉感受器所接受的刺激由面神经的鼓索传递；舌后 1/3 味觉感受器所接受的刺激由舌咽神经传递；同时，舌后 1/3 的中部及软腭、咽和会厌味觉感受器所接受的刺激还由迷走神经传递。舌的不同部位对味觉的敏感性不同。舌侧面对酸味敏感，舌尖对甜味敏感，舌根对苦味敏感，舌的各部分对咸味均很敏感。然而，这种区域分工只是相对的，有一种观念认为舌面的每个部位可能对不止一种味觉敏感，在味蕾所在的所有区域都可以感知到 4 种不同的味觉。

头颈部肿瘤患者放射治疗过程中引起味觉障碍的机制尚不清楚。然而，现有研究一致认为味觉感受器细胞的损伤和异常的神经元活动是这些患者味觉异常的原因，但味觉丧失的病因很可能是多因素的。相关研究发现，在放射治疗期间味觉障碍患者中观察到味觉细胞死亡和味蕾密度降低，并可能归因于味觉干细胞损伤。放射治疗还可能通过改变味孔的结构、减少味孔的数量或引起乳头上皮变薄导致味觉障碍。此外，味觉丧失可能与 Wnt/β−catenin 信号通路的异常传导有关。Wnt/β−catenin 信号通路也是味蕾发育、味觉祖细胞增殖和味觉细胞分化的关键调节因子。辐射后，在味觉祖细胞数量减少的同时，一些 Wnt/β−catenin 信号通路相关基因的表达也降低。

三、发生时间

味觉障碍是头颈部肿瘤放射治疗患者对辐射的早期和快速反应，并且往往先于口腔黏膜炎。早在放射治疗开始后的 3～4 周便出现味觉障碍，可以影响所有的味觉。其中，对苦味和咸味的感知比对酸味和甜味的感知受到更早且更严重的损伤。对鲜味的感知在放射治疗开始后第 3 周下降，治疗结束后有所改善。放射治疗引起的味觉障碍通常是短暂的，一般在治疗结束后 3 周至 2 个月开始改善，1 年内可能恢复至正常或接近正常水平，但味觉可能不会完全恢复到治疗前的状态，尤其是当唾液腺受损时。

四、危险因素

（一）治疗相关因素

1. 放射治疗：味觉障碍的发生和严重程度可能与照射剂量和受照射舌头的部位和体积有关。

（1）照射剂量：根据照射剂量，放射性味觉障碍可能是可逆性的或永久性的。在接受头颈部肿瘤放射治疗的患者中，舌头接受 30Gy 及以下的照射剂量会导致患者产生可逆性味觉障碍；照射剂量达到 60Gy 及以上时，则可出现永久性味觉障碍。辐射引起的味觉丧失在 10～40Gy 照射剂量期间迅速增加，在 4～5 周达到最高峰；而在 6～8 周 60～70Gy 的根治性放射治疗过程中，第 2 周便开始出现味觉功能明显减退。

（2）照射部位：即使舌的基部被包括在高剂量照射区域，在放射治疗期间和放射治疗后也没有观察到急性味觉丧失；而当舌的前部受到照射时，即使是小于或等于 20Gy 的低照射剂量，也会导致暂时性味觉丧失。此外，相关研究结果表明，客观和主观的味觉丧失均与照射野内包含的舌体体积显著相关，而与腮腺体积无显著相关性。

放射治疗引起的口干症对味觉功能的影响仍然存在争议。唾液通过转运和溶解味觉兴奋剂以及保护味觉感受器，在正常味觉敏感性中起着重要作用。放射治疗引起的唾液分泌量减少可能会影响味觉敏感性。但有学者认为唾液功能障碍不太可能是影响味觉障碍的主要因素，因为放射治疗引起的唾液腺损伤是永久性的，而味觉敏感性只是受到暂时性损伤。此外，唾液分泌量在照射后 6 个月达到最低，但味觉敏感性在放射治疗后并未出现进一步恶化。

2. 伴随的全身治疗：一篇文献系统评价表明，接受化疗的患者约有 1/2 出现味觉障碍，接受放射治疗的患者约有 2/3 出现味觉障碍，接受放射治疗和化疗联合治疗的患者约有 3/4 出现味觉障碍。可见，放射治疗联合化疗的味觉障碍发生率更高。苦味和金属味也可能来源于化疗药物，顺铂、卡铂、环磷酰胺、多柔比星、5 －氟尿嘧啶等被认为是与味觉障碍相关的抗肿瘤药物。抗肿瘤药物还可能损伤神经元细胞，从而改变味觉传入通路。

（二）肿瘤相关因素

肿瘤对脑神经和（或）味蕾的浸润可能影响味觉功能的基线水平。

（三）患者相关因素

味觉障碍可能与患者年龄的增长有关。儿童的味蕾较成人分布广，随着年龄的增长，味蕾因萎缩而变性，数量减少，导致味觉功能下降。对放射治疗引起味觉障碍的发生率或严重程度有一定影响的其他因素还有：营养不良或特定的维生素、矿物质缺乏，如锌缺乏；口腔黏膜炎、感染、口腔卫生不良等均可加重放射性味觉障碍；肝肾功能异常、内分泌紊乱、糖尿病、心理障碍、中枢神经系统病变，以及吸烟、酗酒等也可导致味觉障碍。

五、临床表现

放射治疗引起的味觉障碍通常会导致部分或全部的味觉丧失、味觉敏感性降低或味觉异常，患者往往会有苦味、金属味、咸味或不愉快的味觉表现。这些味觉表现常常导致患者出现厌食和食物摄入减少，最终导致营养不良和体重下降，严重降低患者的生活质量。此外，患者常常合并口干症、唾液黏稠、吞咽困难、口腔疼痛等，这给患者带来极大痛苦。

六、诊断

诊断标准如下：

1. 既往有头颈部肿瘤放射治疗病史，通常始于放射治疗早期，并且往往先于口腔黏膜炎。

2. 味觉障碍可以根据客观评价或主观评价进行临床诊断。①客观评价包括化学味觉测量法和电味觉测定法。化学味觉测量法是通过 5 种基本味觉的检测或识别阈值来进行临床评估的。代表标准味觉质量的味觉溶液在不同浓度下呈现：蔗糖、葡萄糖或果糖为甜味，柠檬酸为酸味，氯化钠为咸味，硫酸奎宁为苦味。鲜味采用味精与肌苷－3－磷酸（以 3∶1 的比例）配伍。电味觉测定法是在实验室环境中使用电味觉仪进行检测。②主观评价主要指味觉问卷。通过味觉问卷可以评估味觉减退的主观意识和味觉减退引起的任何痛苦（如食欲下降和食物摄入减少）。

3. 其他辅助检查：①功能磁共振成像（functional magnetic resonance imaging，fMRI）和正电子发射断层扫描（positron emission tomography，PET）研究味蕾兴奋过程中脑物质灌注和（或）氧合的变化，以此反映传导味觉刺激的神经通路情况。②中枢味觉诱发电位的电生理测量。然而，这两种检查方法的研究较少，临床应用仍存在局限性。

七、分级

2017 年 NCI CTCAE 5.0 版评分系统和主观总体味觉敏锐度量表（scale of subject total taste acuity，STTA）的分级标准见表 2－7－1。

表 2－7－1　味觉障碍分级标准

级别	NCI CTCAE 5.0 版	STTA
0	无味觉改变	味觉敏感性与治疗前相同
1	味觉改变，但不影响正常饮食	味觉敏感性轻度丧失，日常生活没有不方便
2	味觉改变且影响正常饮食（如口服补充剂），有害或不愉快的味道，味觉丧失	味觉敏感性中度丧失，日常生活有时不方便
3	—	味觉敏感性严重丧失，日常生活经常不方便

续表2-7-1

级别	NCI CTCAE 5.0 版	STTA
4	—	几乎完全或完全丧失味觉敏感性
5	—	—

八、治疗与预防

治疗与预防头颈部肿瘤患者放射性味觉障碍的药物方案（采用锌补充剂或氨磷汀）尚未显示出一致的益处，因此不予推荐。膳食咨询可能有一定价值。

（一）补锌

锌在味觉感知中的具体作用尚不清楚，但它是碱性磷酸酶的公认辅因子。碱性磷酸酶是味蕾膜内最丰富的酶。此外，锌可能在参与调控味蕾微绒毛孔隙的蛋白质构象中发挥作用。缺锌导致味蕾细胞结构改变，味蕾数量和大小轮廓发生变化，相关神经敏感性降低。

补锌在治疗与预防头颈部肿瘤患者放射性味觉障碍中的作用缺乏充足的数据支持，仍然存在争议。一项研究在非癌症人群中使用葡萄糖酸锌治疗特发性味觉障碍，发现锌似乎可以改善味觉障碍患者的总体味觉功能，从而改善患者情绪。另有研究发现，在接受过头颈部肿瘤放射治疗的患者中使用硫酸锌（45～50mg 口服，每天 3 次）是治疗与预防味觉障碍的有效方法。然而，另一项研究评估了 169 例接受放射治疗±化疗的头颈部肿瘤患者，其中 84 例患者接受 45mg 硫酸锌口服，每天 3 次，放射治疗结束后继续服用 1 个月，85 例患者接受安慰剂。结果显示，硫酸锌治疗对放射性味觉障碍没有显著影响。仍然需要更长时间的随访，进一步研究不同剂量补锌在治疗与预防头颈部肿瘤患者放射性味觉障碍中的作用。

（二）氨磷汀

氨磷汀是一种巯基化合物，通过清除放射治疗过程中产生的自由基，保护正常器官和组织免受抗肿瘤治疗引起的氧化损伤。氨磷汀可以通过保护味蕾或保护唾液腺直接或间接促进味觉维持。

使用氨磷汀预防头颈部肿瘤患者放射性味觉障碍的作用尚无定论。氨磷汀可能会降低味觉障碍的严重程度。然而，与对照组相比，给予氨磷汀的患者发生放射性味觉障碍的总频率可能更高。这方面还需要进一步研究。

（三）膳食咨询与患者教育

大多数情况下，患者在放射治疗后 1 年内味觉逐渐恢复至正常或接近正常水平。由于味觉功能只是受到暂时性损伤，通常不需要特殊治疗，但临床医师可以通过提供咨询来帮助患者改善症状。其中，膳食咨询和患者教育可以改善营养状况，防止体重减轻。

一项随机对照试验表明，膳食咨询对早发性味觉障碍（30 % vs 40 %）的影响较小，对长期味觉障碍（5 % vs 25 %）的影响更为显著。建议临床医师将味觉改变或丧失的头颈部肿瘤患者推荐给注册营养师进行膳食咨询，并在额外调味食物、避免不愉快食物、扩大饮食选择方面提供帮助。营养师根据美国饮食协会（American Dietetic Association，ADA）的医学营养治疗（肿瘤/放射肿瘤学）标准方案提供个性化、强化的膳食咨询，以维持和（或）改善患者的能量和蛋白质摄入。同时，应教育患者戒烟戒酒，注意口腔卫生，预防口干症等。

九、总结与推荐

1. 味觉障碍是头颈部肿瘤放射治疗常见的急性副反应。目前，对于放射性味觉障碍的发病机制尚不清楚。

2. 不建议使用葡萄糖酸锌防治头颈部肿瘤患者的放射性味觉障碍，尽管已经有研究证实葡萄糖酸锌可改善非癌症患者的特发性味觉障碍。不推荐单独使用氨磷汀防治头颈部肿瘤患者的放射性味觉障碍。

3. 建议使用膳食咨询和患者教育防治头颈部肿瘤患者的放射性味觉障碍，注册营养师可在额外调味食物、避免不愉快食物和扩大饮食选择方面提供帮助。

主要参考文献

[1] HOVAN A J，WILLIAMS P M，STEVENSON-MOORE P，et al. A systematic review of dysgeusia induced by cancer therapies [J]. Supportive Care in Cancer: Official Journal of the Multinational Association of Supportive Care in Cancer，2010，18 (8)：1081－1087.

[2] MIRZA N，MACHTAY M，DEVINE P A，et al. Gustatory impairment in patients undergoing head and neck irradiation [J]. The Laryngoscope，2008，118 (1)：24－31.

[3] JUST T，PAU H W，BOMBOR I，et al. Confocal microscopy of the peripheral gustatory system: comparison between healthy subjects and patients suffering from taste disorders during radiochemotherapy [J]. The Laryngoscope，2005，115 (12)：2178－2182.

[4] MIRZA N，MACHTAY M，DEVINE PA，et al. Gustatory impairment in patients undergoing head and neck irradiation [J]. The Laryngoscope，2008，118 (1)：24－31.

[5] LIU F，MILLAR S E. Wnt/beta-catenin signaling in oral tissue development and disease [J]. Journal of Dental Research，2010，89 (4)：318－330.

[6] GAILLARD D，SHECHTMAN L A，MILLAR S E，et al. Fractionated head and neck irradiation impacts taste progenitors，differentiated taste cells，and Wnt/β-catenin signaling in adult mice [J]. Scientific Reports，2019，9 (1)：17934.

[7] CONGER A D. Loss and recovery of taste acuity in patients irradiated to the oral cavity [J]. Radiation Research，1973，53 (2)：338－347.

[8] IRUNE E, DWIVEDI R C, NUTTING C M, et al. Treatment-related dysgeusia in head and neck cancer patients [J]. Cancer Treatment Reviews, 2014, 40 (9): 1106-1117.

[9] YAMASHITA H, NAKAGAWA K, HOSOI Y, et al. Umami taste dysfunction in patients receiving radiotherapy for head and neck cancer [J]. Oral Oncology, 2009, 45 (3): e19-e23.

[10] BROOK I. Early side effects of radiation treatment for head and neck cancer [J]. Cancer Radiotherapie: Journal De La Societe Francaise De Radiotherapie Oncologique, 2021, 25 (5): 507-513.

[11] TOMITA Y, OSAKI T. Gustatory impairment and salivary gland pathophysiology in relation to oral cancer treatment [J]. International Journal of Oral and Maxillofacial Surgery, 1990, 19 (5): 299-304.

[12] RUBIN R L, DOKU H C. Therapeutic radiology—the modalities and their effects on oral tissues [J]. Journal of the American Dental Association (1939), 1976, 92 (4): 731-739.

[13] MOSSMAN K L. Quantitative radiation dose-response relationships for normal tissues in man. I. Gustatory tissue response during photon and neutron radiotherapy [J]. Radiation Research, 1982, 91 (2): 265-274.

[14] MOSSMAN K L, Henkin R I. Radiation-induced changes in taste acuity in cancer patients [J]. International Journal of Radiation Oncology • Biology • Physics, 1978, 4 (7-8): 663-670.

[15] YAMASHITA H, NAKAGAWA K, NAKAMURA N, et al. Relation between acute and late irradiation impairment of four basic tastes and irradiated tongue volume in patients with head-and-neck cancer [J]. International Journal of Radiation Oncology • Biology • Physics, 2006, 66 (5): 1422-1429.

[16] FERNANDO I N, PATEL T, BILLINGHAM L, et al. The effect of head and neck irradiation on taste dysfunction: a prospective study [J]. Clinical Oncology [Royal College of Radiologists (Great Britain)], 1995, 7 (3): 173-178.

[17] INOKUCHI A. Radiation-induced Taste Disorders in Head and Neck Cancer Patients [J]. Practica Oto-Rhino-Laryngologica, 2002 (95): 1091-1096.

[18] RUO REDDA M G, ALLIS S. Radiotherapy-induced taste impairment [J]. Cancer Treatment Reviews, 2006, 32 (7): 541-547.

[19] LEVY L M, HENKIN R I, LIN C S, et al. Taste memory induces brain activation as revealed by functional MRI [J]. Journal of Computer Assisted Tomography, 1999, 23 (4): 499-505.

[20] OHRN K E, WAHLIN Y B, SJÖDÉN P O. Oral status during radiotherapy and chemotherapy: a descriptive study of patient experiences and the occurrence of oral complications [J]. Supportive Care in Cancer: Official Journal of the

Multinational Association of Supportive Care in Cancer, 2001, 9 (4): 247-257.
[21] HALYARD M Y. Taste and smell alterations in cancer patients—real problems with few solutions [J]. The Journal of Supportive Oncology, 2009, 7 (2): 68-69.
[22] NAJAFIZADE N, HEMATI S, GOOKIZADE A, et al. Preventive effects of zinc sulfate on taste alterations in patients under irradiation for head and neck cancers: A randomized placebo-controlled trial [J]. Journal of Research in Medical Sciences: The Official Journal of Isfahan University of Medical Sciences, 2013, 18 (2): 123-126.
[23] RIPAMONTI C, ZECCA E, BRUNELLI C, et al. A randomized, controlled clinical trial to evaluate the effects of zinc sulfate on cancer patients with taste alterations caused by head and neck irradiation [J]. Cancer, 1998, 82 (10): 1938-1945.
[24] HALYARD M Y, JATOI A, SLOAN J A, et al. Does zinc sulfate prevent therapy-induced taste alterations in head and neck cancer patients? Results of phase Ⅲ double-blind, placebo-controlled trial from the North Central Cancer Treatment Group (N01C4) [J]. International Journal of Radiation Oncology • Biology • Physics, 2007, 67 (5): 1318-1322.
[25] KOMAKI R, LEE J S, MILAS L, et al. Effects of amifostine on acute toxicity from concurrent chemotherapy and radiotherapy for inoperable non-small-cell lung cancer: report of a randomized comparative trial [J]. International Journal of Radiation Oncology • Biology • Physics, 2004, 58 (5): 1369-1377.
[26] BÜNTZEL J, SCHUTH J, KÜTTNER K, et al. Radiochemotherapy with amifostine cytoprotection for head and neck cancer [J]. Supportive Care in Cancer: Official Journal of the Multinational Association of Supportive Care in Cancer, 1998, 6 (2): 155-160.
[27] RAVASCO P, MONTEIRO-GRILLO I, MARQUES VIDAL P, et al. Impact of nutrition on outcome: a prospective randomized controlled trial in patients with head and neck cancer undergoing radiotherapy [J]. Head and Neck, 2005, 27 (8): 659-668.
[28] COHEN E E W, LAMONTE S J, ERB N L, et al. American Cancer Society Head and Neck Cancer Survivorship Care Guideline [J]. CA: a cancer journal for clinicians, 2016, 66 (3): 203-239.

第八节　放射性喉水肿

一、概述

放射性喉水肿（radiation induced laryngeal edema）是接受头颈部肿瘤放射治疗患者的急性副反应，通常见于喉部照射剂量较高的喉癌、下咽癌患者。然而，很少有研究关注其作为放射治疗急性副反应的发生率。据估计，有15%～59%的头颈部肿瘤患者在接受放射治疗后2年里至少出现一次2级及以上的喉水肿。放射性喉水肿可影响患者发声及吞咽功能，但在停止治疗后几周到几个月内，喉水肿及其引发的相关症状通常会部分或完全消失。此外，有研究发现喉和下咽鳞状细胞癌患者接受放射治疗后出现明显的喉水肿可能与上呼吸道阻塞或患者肿瘤复发相关。事实上，中重度喉水肿常常提示患者伴随肿瘤残留或复发，尤其是使用PET或CT在喉水肿区域周边发现阳性表现的患者，需要确认肿瘤有无复发的情况。与未出现严重喉水肿的患者相比，喉水肿患者的肿瘤复发率更高。

二、发病机制

喉水肿是由喉黏膜下组织间液渗出导致的，可以认为是放射治疗期间炎症反应的一部分并伴有淋巴通道的破坏。电离辐射致使受照射部位细胞变性，产生大量自由基和各种活性氧，通过激活细胞因子引发级联反应，诱导炎症细胞涌入，局部微环境发生改变，引起喉黏膜的炎症、充血和红斑。长时间的照射将进一步导致喉部组织纤维化，淋巴管管壁增厚，管腔狭窄，弹性降低，淋巴道阻塞，淋巴液回流受阻是引起喉水肿的原因之一，尤其是在声门上区淋巴液流量大，水肿更易发生，表现也更为明显。尽管随着时间的推移喉水肿趋于消退，但细胞间液中胶原蛋白逐渐积累对患者亦将产生长期副反应。免疫机制也是喉水肿发生的可能原因之一，大剂量的放射治疗还会增加患者发生软骨炎和喉部组织结构坏死的风险，加重病情。喉部有许多混合浆液-黏液型腺体，可以分泌黏液样液体润滑喉部组织和器官（如声带），因此对发声具有重要作用。辐射可引起喉部腺体萎缩变化，导致分泌物数量和质量发生变化，声带润滑不良，出现发声异常。

三、发生时间

喉水肿可能发生在放射治疗开始后的2～3周，其间不断加重直到治疗结束。在放射治疗结束后3周逐渐开始恢复，喉水肿可能需要6～12个月才能逐步消退。

四、危险因素

（一）治疗相关因素

1. 放射治疗：喉水肿的发生受照射总剂量、体积的影响。基于剂量学和正常组织并发症概率（normal tissue complication probability，NTCP）模型的研究表明，喉水肿与喉部接受50Gy（常规分割）剂量的百分比或喉部平均照射剂量密切相关。当喉部平均照射剂量和受照射体积分别维持在小于43.5Gy和V_{50}小于27%时，喉水肿的发生风险最低（小于20%）。因此，为了尽量降低喉水肿的发生风险，V_{50}和喉部平均照射剂量应尽可能低，理想情况下分别建议为27%和43.5Gy。更高剂量的放射线照射喉部和咽部，可加重水肿和纤维化。

2. 伴随全身化疗：有研究发现患者在放射治疗的同时联合化疗可能会增加喉水肿发生的风险。

（二）肿瘤相关因素

肿瘤的部位、分期及肿瘤微环境均可能与喉水肿相关。

1. 肿瘤部位：有研究发现，相当比例的喉癌或下咽癌患者在确诊进行放射治疗后出现典型喉水肿，特别是声门上区，这表明喉水肿可能与肿瘤的实际情况和位置有关。

2. 肿瘤分期：典型喉水肿的发生率与肿瘤分期有关。T_2～T_4肿瘤分期患者比其他患者有更高的风险。喉水肿患者常伴有肿瘤残留或复发，生存率一般较低。

3. 肿瘤微环境：接受放射治疗的肿瘤组织中除肿瘤细胞外，肿瘤微环境中的其他基质细胞、细胞因子、趋化因子及血管等也受到照射，参与喉水肿的发生。

（三）患者相关因素

研究表明，吸烟是导致喉水肿发生或加重的重要危险因素，吸烟患者接受放射治疗后喉水肿的发生风险高于不吸烟患者。

五、临床表现

（一）症状与体征

2级及以上喉水肿患者可能会出现上呼吸道阻塞引发呼吸困难，出现喘鸣、疼痛。患者自觉喉部出现异物感，语音含混不清。在急性期，放射性喉水肿引起的发声功能障碍有时可能达到危重程度，以致引起严重的吞咽困难或气道损伤。对患者喉部和咽部进行高剂量照射会导致喉进行性水肿的发生和相关组织纤维化，导致长期发声障碍、吞咽困难、声音嘶哑。干燥的喉黏膜扩散诱发中耳炎等耳部疼痛或咽喉疼痛。

（二）辅助检查

1. 影像学检查：临床上，CT或^{18}F－FDG PET/CT常被用于喉水肿的检查与鉴别。应用喉纤支镜可以观察到咽喉部喉腔减小，结构难以辨认，可以见到喉黏膜弥漫性或局限性水肿，表面发亮，可伴有颈部淋巴结肿大。

2. 活体组织检查：通过喉部活体组织检查可以直接了解患者喉水肿状况和肿瘤情况。但需要注意的是，如果喉水肿是患者接受放射治疗引起的晚期软组织损伤所致，则活体组织检查的手术创伤可能会加重患者的水肿严重程度。

六、诊断及鉴别诊断

（一）诊断标准

患者喉部放射治疗病史，可伴有声嘶、吞咽疼痛或呼吸困难等症状。喉纤支镜检查观察到喉部黏膜水肿。

（二）鉴别诊断

1. 肿瘤复发：发生中重度喉水肿患者常常伴发肿瘤残留或复发，因此需要进行活体组织检查以确定患者是存在肿瘤残留或复发还是放射治疗导致的正常组织病变。

2. 其他原因导致的喉水肿：变应性、遗传性喉水肿往往发作迅速，反复发作。

七、分级

RTOG 喉毒性分级标准见表 2－8－1。

表 2－8－1　RTOG 喉毒性分级标准

级别	症状表现
0	无变化
1	轻度或间歇性声音嘶哑或咳嗽，不需要镇咳，不出现黏膜红斑
2	声音持续嘶哑，但能够发出声音；涉及耳痛、咽喉痛、片状纤维性渗出；出现轻度环状水肿，但不需要镇痛；咳嗽，需要采取措施镇咳
3	不得不低声说话，喉咙痛；涉及耳痛，需要进行镇痛；出现融合性纤维性渗出和明显的环状水肿
4	明显的呼吸困难、喘鸣或咯血，需要切开气管或插管

八、治疗

患者应及时停止吸烟和饮酒等加重病情的行为。治疗时应首先考虑保守治疗，对于中重度或持续性喉水肿患者，可使用皮质类固醇进行局部吸入治疗，使水肿尽快消退。高压氧疗被用于治疗严重的喉水肿，不过其实际疗效还有待深入研究。对于发生严重喉水肿导致气道受损的患者，需要紧急行气管切开术解救。若伴发感染性疾病或水肿部位已形成脓肿，需要先切开排脓，然后给予足量抗生素治疗。

九、预防

患者应当养成健康的生活习惯，鼓励患者戒烟戒酒。在喉水肿发病期间尽量减少发声，进行语音休息。优化放射治疗方案，在喉部使用尽可能低的平均照射剂量或是使用较高照射剂量时减小在喉部的照射面积，以减少水肿风险。

主要参考文献

[1] SOURATI A，AMERI A，MALEKZADEH M. Acute side effects of radiation therapy a guide to management [M]. Switzerland：Springer International Publishing AG，2017.

[2] BAE J S，ROH J L，LEE S W，et al. Laryngeal edema after radiotherapy in patients with squamous cell carcinomas of the larynx and hypopharynx [J]. Oral Oncology，2012，48 (9)：853－858.

[3] FOOTE R L. Radiotherapy alone for early-stage squamous cell carcinoma of the larynx and hypopharynx [J]. International Journal of Radiation Oncology • Biology • Physics，2007，69 (2 Suppl)：S31－S36.

[4] BARNETT G C，WEST C M，DUNNING A M，et al. Normal tissue reactions to radiotherapy：towards tailoring treatment dose by genotype [J]. Nature Reviews Cancer，2009，9 (2)：134－142.

[5] SATO K，NAKASHIMA T. Effect of irradiation on the human laryngeal glands [J]. Annals Otology Rhinology Laryngology，2008，117 (10)：734－739.

[6] SANGUINETI G，ADAPALA P，ENDRES E J，et al. Dosimetric predictors of laryngeal edema [J]. International Journal of Radiation Oncology • Biology • Physics，2007，68 (3)：741－749.

[7] MENDENHALL W M，PARSONS J T，STRINGER S P，et al. The role of radiation therapy in laryngeal cancer [J]. CA：a Cancer Journal of Clinicians，1990，40 (3)：150－165.

[8] RANCATI T，SCHWARZ M，ALLEN A M，et al. Radiation dose-volume effects in the larynx and pharynx [J]. International Journal of Radiation Oncology • Biology • Physics，2010，76 (3 Suppl)：S64－S69.

第三章　胸部放射治疗的急性副反应

第一节　放射性肺炎

一、概述

放射性肺炎（radiation pneumonitis，RP）是放射性肺损伤的急性表现，是肺组织受到照射后发生放射性肺损伤导致的一种肺部疾病。放射性肺炎可发生于接受胸部放射治疗的肺、食管、胸腺、乳腺或血液系统恶性肿瘤的患者。既往常规放射治疗照射范围大，肿瘤周围的正常肺组织受到损伤的概率高，现有调强适形放射治疗、影像引导放射治疗、质子和重离子治疗等多种放射治疗技术在保证对肿瘤精准照射的前提下，尽可能减少对周围肺组织的照射，从而减少患者的肺损伤，进而减少放射性肺炎的发生。尽管如此，研究报道接受根治性外放射治疗（definitive external beam radiation therapy）的肺癌患者仍然有13％～37％发生放射性肺炎。

二、发病机制

目前认为，放射性肺炎的发生是多因素、多细胞参与的肺部组织对放射线的复杂、动态反应过程。放射线通过直接或间接产生活性氧的方式损伤正常肺组织各种细胞的DNA，引起细胞损伤。这些细胞损伤后启动机体防御反应，启动修复程序，导致一系列局部肺组织的病理生理反应。临床现在常规分割放射治疗反复刺激这些细胞，导致肺实质损伤，进而促进各种细胞因子释放并诱导炎症细胞浸润，进一步导致肺组织损伤和损伤修复。从细胞水平来讲，接受放射治疗的肺组织受到一定剂量照射后，造成肺泡上皮细胞（主要是Ⅱ型肺泡上皮细胞）的损伤，导致肺泡张力变化、肺顺应性降低、肺泡塌陷和不张，同时伴有间质血管内皮细胞改变，导致血管通透性增加，肺泡渗出增加，间质水肿以及肺内充血。从分子水平来讲，TGF－β、TNF－α，IL－1及IL－6等，将炎症反应信号放大，参与放射性肺炎的发生发展。

三、发生时间

放射性肺炎通常发生于放射治疗开始后的6个月内，放射治疗开始后的1～3个月为发病高峰期。虽然肺组织接受放射治疗后的24～48小时就会发生病理性反应，但是这些改变通常无临床症状，也无法被影像学检查发现。

四、危险因素

（一）治疗相关因素

1. 放射治疗：总照射剂量、剂量分割方法及受照射肺体积均与放射性肺炎的发生密切相关。

（1）总照射剂量：肺部总照射剂量是决定是否发生肺损伤的关键因素。放射性肺炎与总照射剂量不成线性相关，在达到一定阈值剂量后显著增加。总照射剂量小于20Gy时很少见到放射性肺炎，30～40Gy时可发生，绝大部分发生于40Gy以上。

（2）剂量分割方法：研究表明，大于2.67Gy的每天分割剂量使发生放射性肺炎的风险显著增加。

（3）受照射肺体积：放射诱发损伤的风险与肺受照射体积直接相关。研究发现，全肺平均照射剂量（mean lung dose，MLD）和 V_{20}［照射剂量超过20Gy的正常肺体积（肺总体积减去计划放射治疗的靶区体积）所占百分比］是指导临床实践、预测放射性肺炎发生风险的最佳证据，推荐维持 V_{20} 小于或等于30％～35％和MLD小于或等于20～23Gy，以保持肺炎风险小于或等于20％。

2. 伴随全身化疗：一些化疗药物可显著增加放射性肺炎的发生风险，如吉西他滨、博来霉素等，因此，不建议在临床上与胸部放射治疗联合应用。

3. 伴随全身免疫治疗：多项研究均表明，免疫治疗联合胸部放射治疗使患者发生放射性肺炎的概率较单独放射治疗明显升高。

4. 伴随全身靶向治疗：对于表皮生长因子受体酪氨酸激酶抑制剂（epidermal growth factor receptor tyrosine kinase inhibitor，EGFR－TKI）等靶向治疗药物与放射治疗的联合应用是否使放射性肺炎的发生率增加，目前尚无明确证据，但治疗中仍应警惕肺部不良事件的发生。

（二）肿瘤相关因素

肿瘤部位、肿瘤体积与分期、肿瘤微环境均可能与放射性肺炎相关。

1. 肿瘤部位：研究表明，肿瘤位于中下肺的患者，其放射性肺炎发生的风险增加。

2. 肿瘤体积与分期：肿瘤体积与分期与放射性肺炎的相关性存在争议 。

3. 肿瘤微环境：接受放射治疗的肿瘤组织中除肿瘤细胞自身外，肿瘤微环境中的其他基质细胞、细胞因子、趋化因子及血管等也受到照射，参与放射性肺炎的发生。其中CD4＋ T淋巴细胞已被证明与放射性肺炎的发生相关，其他免疫细胞、炎症细胞（巨噬细胞、单核细胞、中性粒细胞）在放射性肺炎的形成过程中也发挥作用。

（三）患者相关因素

1. 吸烟：已有研究证明，吸烟是导致肺癌的危险因素，但吸烟与肺癌患者接受放射治疗后放射性肺炎的相关性并不明确 。

2. 年龄与性别：一些研究认为，老年患者对放射治疗的耐受性差，发生放射性肺炎的概率及严重程度较年轻患者高；而在性别方面，尽管女性的肺容积比男性小，但与放射性肺炎风险的相关性目前尚无定论。

3. 基础疾病：肺部慢性疾病如慢性阻塞性肺病、肺气肿等均被报道与放射性肺炎的发生相关。

4. 遗传因素：DNA 复制和修复、炎症反应及氧化应激途径中关键基因的遗传变异，可能影响放射治疗诱导的肺部损伤的发生。随着不良基因型数量的增加，放射性肺炎的发生风险增加。然而，尚未明确某个具体基因在放射性肺炎靶向预防和治疗中的价值。

五、临床表现

（一）症状与体征

放射性肺炎的临床症状没有特异性，一般表现为咳嗽、气促和发热等。咳嗽最常见，通常为刺激性干咳；其次为气促，气促程度不一，轻者只在用力活动后出现，严重者在静息状态下也可出现明显呼吸困难；约 50％患者伴有发热，发热多发生于咳嗽、气促等症状出现前，体温介于 37.0～38.5℃ ，伴发感染时也可出现高热。放射性肺炎的体征无特异性，部分患者可表现为呼吸音粗糙、干/湿啰音、呼吸音减弱和胸膜摩擦音等。

（二）辅助检查

1. 影像学检查：推荐胸部 CT 作为放射性肺炎的早期检查方法。放射性肺炎的影像学主要表现为与受照射范围一致的斑片状淡薄密度增高影、通气支气管征、条索影、肺实变影或蜂窝样改变，并且病变不按肺叶或肺段等解剖结构分布。少数患者除存在照射区域内改变外，也可伴有照射区域外的相应影像学改变。早期改变可在受照射后 6 个月内消散，也可进展为晚期纤维化影像学改变（图 3－1－1）。

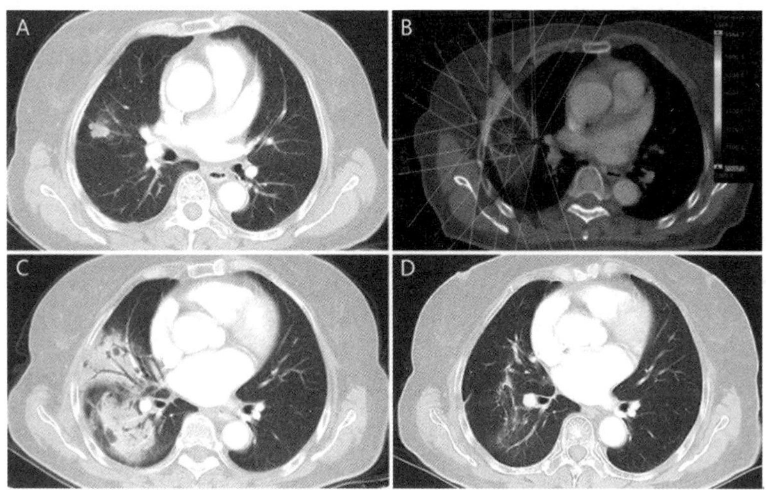

图 3-1-1　放射性肺炎 CT 表现

一例接受胸部 SBRT 放射治疗联合 osimertinib 靶向治疗的非小细胞肺癌患者，发生了 3 级放射性肺炎，经糖皮质激素泼尼松治疗后好转。

A：右肺上叶病灶；B：放射治疗计划；C：照射野范围内出现放射性肺炎；D：经过糖皮质激素泼尼松治疗 2 周后炎症基本吸收。

图片引自：JIA W，GUO H，JING W，et al. An especially high rate of radiation pneumonitis observed in patients treated with thoracic radiotherapy and simultaneous osimertinib [J]. Radiotherapy and Oncology : Journal of the European Society For Therapeutic Radiology and Oncology，2020 (152)：96-100.

2. 血常规：血常规多表现为中性粒细胞百分比高于正常，白细胞总数多无明显升高，C-反应蛋白、血清乳酸脱氢酶、血沉等可升高。轻症患者在剧烈活动时可测得动脉血氧分压下降，重症患者静息状态下血氧分压下降。

3. 肺功能检查：肺功能改变可发生在患者未出现临床症状时，可作为放射性肺炎的早期预测指标。主要体现在第 1 秒用力呼气容积（forced expiratory volume in one second，FEV1）、一氧化碳弥散量（diffusion capacity for carbon monoxide，DLCO）、用力肺活量（forced vital capacity，FVC）、肺总量（total lung capacity，TLC）等几项指标。在接受放射治疗后，FEV1 可因组织水肿导致支气管阻塞而轻度下降；FVC 和 TLC 作为反映肺的顺应性指标，也可下降，反映一定程度的肺硬化；DLCO 的下降反映了肺组织受损，弥散功能障碍，换气功能降低。

六、诊断及鉴别诊断

（一）诊断标准

1. 既往有肺部受照射病史，多发生于放射治疗开始后 6 个月内。

2. 可有咳嗽、气促、发热等症状及胸部听诊呼吸音异常的体征，上述症状、体征为放射治疗后新出现或较前加重，或经放射治疗减轻或消失后重新出现或加重；同时需排除由肿瘤进展、肺部感染（细菌、真菌或病毒感染）、慢性阻塞性肺病急性加重、心源性疾病、肺栓塞、药物性肺炎等因素所致。

3. CT 表现与放射性肺炎特点相符。

（二）鉴别诊断

1. 肿瘤进展：肺门肿物压迫气管、肺内出现多发性转移、癌性淋巴管炎等均可引起咳嗽、气促等症状，需行胸部增强 CT，必要时行 PET/CT 进行鉴别。

2. 肺部感染：放射治疗对免疫系统有抑制作用，加之肿瘤患者自身常伴有慢性肺部疾病，易发生肺部感染。痰培养可查找致病菌，抗感染治疗可缓解症状，但不能排除合并放射性肺炎的情况，需谨慎分析。

3. 肺栓塞：发生肺栓塞患者多数有深静脉血栓史，咳嗽、气促明显，发病急，病情进展快，D－二聚体明显升高，肺动脉造影（CTA）可以发现栓子，抗凝治疗有效。

4. 药物相关性肺炎：在肺癌放射治疗中最常与放射性肺炎混淆的是免疫相关性肺炎，在使用免疫药物治疗后出现肺炎。

5. 此外，在新型冠状病毒感染疫情期间，鉴别新型冠状病毒感染与放射性肺炎很重要，但可能很困难，因为两者的临床和影像学表现有重叠，尤其是在放射治疗后 3 个月内出现肺炎时。

七、分级

目前临床应用的放射性肺炎分级标准包括 NCI CTCAE、RTOG、SWOG 及 Michigan 的标准等。各标准间略有差异且各自都有一定缺陷，在临床均有应用。根据临床表现、影像学表现以及所需治疗或医疗支持类型，NCI CTCAE 5.0 版对放射性肺炎的严重程度进行了分级。2015 年《中华肿瘤学杂志》及 2022 年《中华肿瘤防治杂志》发表的中国专家共识，均采用 NCI CTCAE 放射性肺炎分级标准，见表 3－1－1。

表 3－1－1　NCI CTCAE 放射性肺炎分级标准

级别	临床特征	影像学表现
1	无症状，临床检查时发现，无需治疗	磨玻璃样改变，小于 25％的肺实质受累（图 3－1－2）
2	有症状，需要治疗，影响工具性日常生活活动（如做饭、购物等）	广泛的磨玻璃样改变，超出照射区域，无或者伴有较小的局灶性实变迹象，25％～50％的肺实质受累（图 3－1－3）
3	有严重症状，影响个人日常生活活动（如吃饭、洗漱、穿脱衣等），需要吸氧	有明显的局灶性实变迹象，有或没有肺纤维化证据，大于 50％的肺实质受累（图 3－1－4）
4	危及生命的呼吸障碍，需要紧急处理（如气管切开或插管）	致密实变、肺不张、牵拉性支气管扩张伴明显肺容量减少

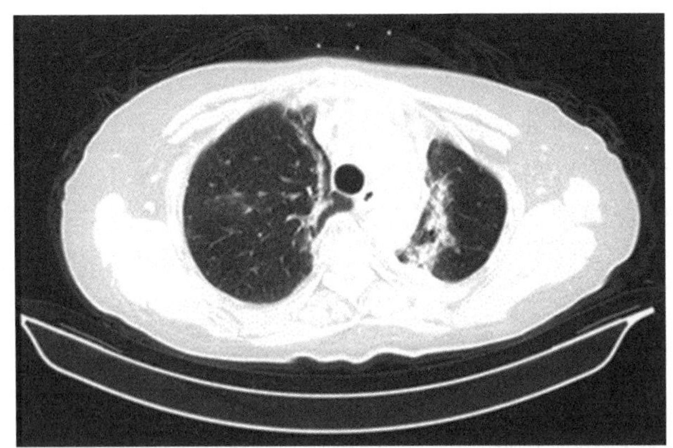

图 3－1－2　放射性肺炎 1 级

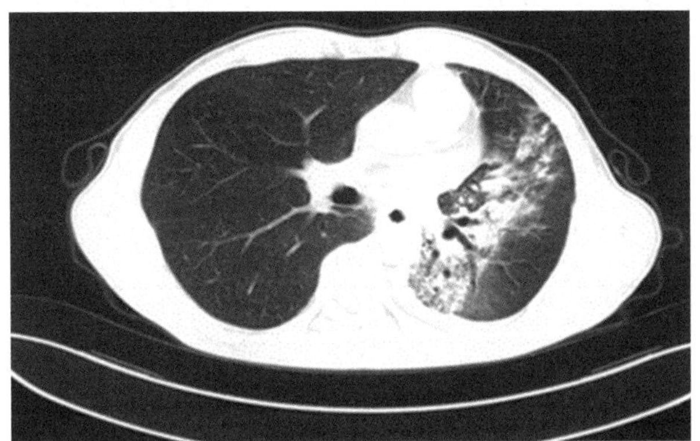

图 3－1－3　放射性肺炎 2 级

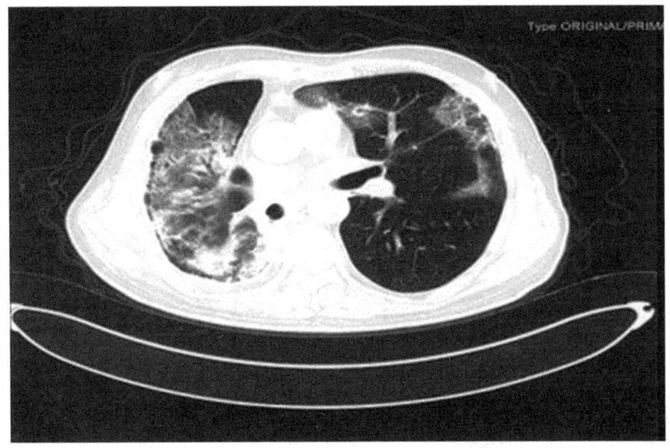

图 3－1－4　放射性肺炎 3 级

八、治疗

明确诊断放射性肺炎则暂停放射治疗。根据 NCI CTCAE 分级情况，经临床医师评估后决定是否治疗。糖皮质激素治疗用药原则：早期、足量、个体化。1 级放射性肺炎通常不需要治疗，定期监测观察。对于症状明显的 2 级放射性肺炎推荐口服泼尼松，剂量为 0.5～1.0mg/(kg・d)。服用 2～4 周病情好转并稳定后，在 4～12 周内按照每周或每2周5～10mg逐步减量。应根据患者的具体情况决定泼尼松初始剂量和减量速度，如减量过程中出现病情反复，排除其他因素后，需重新调整激素用量及减量方案，可恢复至最小有效剂量或略高剂量，并适当放慢减量速度。对于3级及以上放射性肺炎，首先推荐地塞米松或甲基泼尼松龙静脉注射，按甲基泼尼松龙1～4mg/(kg·d)的等效剂量计算，在咳嗽、呼吸困难等症状好转并稳定后（通常用药1～2周后），激素逐渐减量。根据激素使用初始剂量及病情制订减量方案，应遵循个体化的原则。建议可每3天减去原剂量的1/3～1/4，直至较小剂量。若病情继续稳定或好转至小于或等于2级放射性肺炎，则改为口服泼尼松治疗并逐渐减量，若仍为3～4级放射性肺炎，则适当增加激素用量，但更高的剂量疗效有限。对于肺功能检查发现较基线有气流阻塞者，可予以吸入激素，以减轻气道炎症，改善咳嗽等症状。此外，大剂量激素治疗期间应预防性使用质子泵抑制剂以减少胃黏膜的损伤；长期使用糖皮质激素应补充钙剂及维生素D，以降低骨质疏松的风险；应在正确时间对不同等级的放射性肺炎患者给予合适剂量的糖皮质激素；应根据患者的基础疾病、合并症、放射性肺炎严重程度及激素耐受情况进行个体化治疗，以降低潜在并发症的风险。

放射性肺炎分级治疗见表3－1－2。

表3－1－2 放射性肺炎分级治疗

分级	治疗	评估与随访
1级	• 无需治疗 • 观察是否出现症状 • 病情进展按2级以上处理	• 定期进行一般血液学检查、肺功能检查 • 如发现病情加重，及时行胸部CT检查 • 如怀疑合并感染，尽早完善痰培养等检查
2级	• 症状明显，需口服糖皮质激素治疗 • 有感染依据时，建议尽早抗感染治疗 • 病情进展或治疗48～72小时未改善，按照3级以上处理	• 定期进行一般血液学检查以及C－反应蛋白、血沉等炎症指标检查 • 进行胸部CT检查、肺功能检查、痰培养，必要时行支气管镜检查 • 定期随访影像学、血液学指标（治疗初期，建议每周复查） • 门诊患者每天监测临床症状、体征
3～4级	• 静脉使用糖皮质激素，推荐使用地塞米松或甲基泼尼松龙 • 抗感染治疗：根据痰培养及药敏结果调整用药，并需警惕肺部真菌感染 • 氧疗，必要时辅助通气 • 病情改善达2级及以下，按2级放射性肺炎处理 • 48～72小时后病情无改善，可适当增加激素等，调整治疗方案	• 密切监测动脉血气等各项血液学指标 • 进行胸部CT检查、痰培养、血培养等检查，必要时行支气管镜检查

九、预防

降低放射性肺炎发生率的已知最佳策略是限制照射剂量和正常肺组织受照射体积。如上文所述，一个由医师和物理学家组成的小组得出的结论认为，常规临床实践中MLD应尽量维持在小于23Gy，并且V_{20}应维持在小于35%，以保持肺炎风险小于或等于20%。

放射性肺炎的另外一个重点就是防止急性放射性肺炎向肺纤维化转化。有研究评估了药物治疗对放射性肺炎的预防及阻止其向晚期纤维化发展的作用，尽管取得了一些疗效，但到目前为止尚没有标准的预防策略。氨磷汀是一种辐射保护剂，该药是前体药物，在组织中经碱性磷酸酶去磷酸化，转化为有药理活性的游离硫醇代谢物，可清除暴露于放射治疗的组织产生的自由基。该药获批用于头颈部肿瘤放射治疗后口干症患者的治疗。多项随机试验评估了氨磷汀在预防放射性肺炎中的作用，但研究结果不一致。此外，一些初步研究数据表明免疫调节剂己酮可可碱、血管紧张素转换酶抑制剂卡托普利可能对放射性肺炎有益，其他药物如尼达尼布、吡非尼酮、秋水仙碱、青霉胺和他汀类药物，也有可能改变放射性纤维化的进程，但尚缺乏充分的临床随机试验来验证。

十、总结与推荐

1. 因恶性肿瘤（如乳腺癌、喉癌、肺癌及血液系统恶性肿瘤）而接受胸部放射治疗的患者有发生放射性肺炎的风险。

2. 多个因素会影响发生放射性肺炎的风险，包括照射方法、肺受照射体积、照射频率和总照射剂量、相关的化疗及免疫治疗药物，可能还包括患者的遗传背景。

3. 放射性肺炎引起的症状通常出现于接受胸部放射治疗后的1～3个月。症状包括呼吸困难、咳嗽、胸痛、发热和不适。肺部查体可能发现湿啰音、胸膜摩擦音、叩诊浊音，但也可能正常。

4. 怀疑患者发生放射性肺炎时的首选影像学检查方法是胸部CT，而非胸部平片。因为CT对细微改变更为灵敏，并能更细致地比较任何影像学异常与照射野和照射剂量测定信息。放射性肺炎的胸片可能显示血管周围模糊影，胸部CT可能显示斑片状肺泡磨玻璃影或实变影。

5. 放射性肺炎的诊断是基于出现症状和体征与放射治疗时机之间的关系，以及影像学表现与照射野之间的关系。关键是仔细排除其他可能的诊断，包括感染、血栓栓塞性疾病、药物性肺炎、心包炎、食管炎、肿瘤进展或气管食管瘘 。

6. 尚不明确放射性肺炎的最佳治疗。目前，推荐根据患者放射性肺炎的NCI CTCAE分级标准进行相应处理。对于无症状或症状轻微的患者，提供支持治疗（如镇咳治疗），如患者出现2级及以上症状，则推荐糖皮质激素治疗。糖皮质激素应用应依据相应原则（详见治疗部分）。

主要参考文献

[1] RODRIGUES G, LOCK M, D'SOUZA D, et al. Prediction of radiation

pneumonitis by dose-volume histogram parameters in lung cancer-a systematic review [J]. Radiotherapy and Oncology，2004，71 (2)：127—138.

[2] TAGHIAN A G，ASSAAD S I，NIEMIERKO A，et al. Risk of pneumonitis in breast cancer patients treated with radiation therapy and combination chemotherapy with paclitaxel [J]. Journal of National Cancer Institution，2001，93 (23)：1806—1811.

[3] TSOUTSOU P G，KOUKOURAKIS M I. Radiation pneumonitis and fibrosis：mechanisms underlying its pathogenesis and implications for future research [J]. International Journal of Radiation Oncology • Biology • Physics，2006，66 (5)：1281—1293.

[4] RAMELLA S，TRODELLA L，MINEO T C，et al. Adding ipsilateral V20 and V30 to conventional dosimetric constraints predicts radiation pneumonitis in stage ⅢA-B NSCLC treated with combined-modality therapy [J]. International Journal of Radiation Oncology • Biology • Physics，2010，76 (1)：110—115.

[5] KATAYAMA N，SATO S，KATSUI K，et al. Analysis of factors associated with radiation-induced bronchiolitis obliterans organizing pneumonia syndrome after breast-conserving therapy [J]. International Journal of Radiation Oncology • Biology • Physics，2009，73 (4)：1049—1054.

[6] 王绿化，傅小龙，陈明，等. 放射性肺损伤的诊断及治疗 [J]. 中华放射肿瘤学杂志，2015，24 (1)：4—9.

[7] 许亚萍，刘辉，赵兰，等. 放射相关性肺炎中国专家诊治共识 [J]. 中华肿瘤防治杂志，2022，29 (14)：1015—1022.

[8] SHI L L，YANG J H，YAO H F. Multiple regression analysis of risk factors related to radiation pneumonitis [J]. World Journal of Clinical Cases，2023，11 (5)：1040—1048.

[9] DOSHITA K，TABUCHI Y，KENMOTSU H，et al. Incidence and treatment outcome of radiation pneumonitis in patients with limited-stage small cell lung cancer treated with concurrent accelerated hyperfractionated radiation therapy and chemotherapy [J]. Advances in Radiation Oncology，2022，8 (2)：101129.

[10] BLEDSOE T J，NATH S K，DECKER R H. Radiation pneumonitis [J]. Clinics in Chest Medicine，2017，38 (2)：201—208.

[11] ULLAH T，PATEL H，PENA G M，et al. A contemporary review of radiation pneumonitis [J]. Current Opinions in Pulmonary Medicine，2020，26 (4)：321—325.

[12] HANANIA A N，MAINWARING W，GHEBRE Y T，et al. Radiation-induced lung injury：assessment and management [J]. Chest，2019，156 (1)：150—162.

[13] ARROYO-HERNÁNDEZ M，MALDONADO F，LOZANO-RUIZ F，et al. Radiation-induced lung injury：current evidence [J]. BioMedCentral Pulmonary

Medincine，2021，21（1）：9.
[14] PALMA D A，SENAN S，TSUJINO K，et al. Predicting radiation pneumonitis after chemoradiation therapy for lung cancer：an international individual patient data meta-analysis [J]. International Journal of Radiation Oncology • Biology • Physics，2013，85（2）：444－450.
[15] ZHANG Z，ZHOU J，VERMA V，et al. Crossed pathways for radiation-induced and immunotherapy-related lung injury [J]. Frontiers in Immunology，2021（12）：774807.
[16] ARROYO-HERNÁNDEZ M，MALDONADO F，LOZANO-RUIZ F，et al. Radiation-induced lung injury：current evidence [J]. BioMedCentral Pulmonary Medicine，2021，21（1）：9.
[17] SOURATI A，AMERI A，MALEKZADEH M. Acute side effects of radiation therapy a guide to management [M]. Switzerland：Springer International Publishing AG，2017.

第二节 放射性心包炎

一、概述

放射性心包炎（radiation pericarditis）是放射性心脏病最常见的急性表现，是心肌组织和心包部位受到放射性损伤后引起的心包炎症性疾病，可分为急性放射性心包炎（acute radiation-induced pericarditis）和迟发性放射性心包炎（delayed radiation-induced pericarditis）。放射性心包炎多发生于接受胸部放射治疗的乳腺癌、霍奇金淋巴瘤和非霍奇金淋巴瘤患者，也可见于食管、肺恶性肿瘤患者。

纵隔淋巴结病变的部位和大小是淋巴瘤患者接受放射治疗时发生心包炎的重要影响因素，目前可通过有效的化疗，使纵隔放射治疗后淋巴瘤患者的靶体积减小和心包炎发生率下降。此外，随着放射治疗技术的进步，乳腺癌和淋巴瘤患者放射治疗后的心包炎表现也有所减少，据报道，放射性心包炎的发病率已下降至2%左右。然而，尽管当代放化疗技术的发展显著降低了放射性心包炎的发生率，但并未完全消除这种风险。急性放射性心包炎通常是自限性的，但有10%～20%的患者会发展为慢性心包炎（chronic pericarditis）和（或）缩窄性心包炎（constrictive pericarditis），并且一些没有急性放射性心包炎病史的患者也可能发生慢性心包炎，因此在临床治疗中仍需注意。

二、发病机制

胸部放射治疗中，心脏有照射剂量时，放射线会对心脏产生急性和慢性影响，放射性心包炎是主要的副反应。目前认为，放射性心包炎的发生涉及血管损伤，损伤的原因可能是机体产生了破坏DNA链的活性氧，随后继发炎性改变导致心包纤维化。从分子水平上来说，急性期，TNF、IL-1、IL-6、IL-8等使组织内的中性粒细胞浸润，引起急性炎症反应。从细胞水平上来说，一定剂量的照射造成心脏血管内皮细胞受损，内皮细胞膜不规则，细胞质肿胀，形成血栓以及血管壁破裂，此外也会出现细胞核和细胞质异常的成纤维细胞，小血管硬化等，引起血管通透性增加，大量纤维性液体渗出及心包膜纤维化，致密的胶原蛋白和纤维蛋白取代了心脏外层的正常脂肪组织，继而出现心包积液（pericardial effusion）和心包肥厚，极少数情况下也会引起心包填塞（pericardial tamponade）。

三、发生时间

放射性心包炎在放射治疗期间或放射治疗后均可出现。少数表现为急性心包炎症状，通常在进行放射治疗的第一年内出现。迟发性放射性心包炎常发生在放射治疗后4个月至20年，最常见于12个月内。

四、危险因素

（一）治疗相关因素

1. 放射治疗：放射治疗中平均心包剂量（mean pericardial dose）与受照射心包体积百分比（the percentage of irradiated pericardial volume）是影响放射性心包炎发生的最重要因素，此外，放射源的性质、放射治疗的持续时间和次数等也是重要因素。研究发现，如果超过40%的心脏体积接受超过30Gy的照射，73%的患者会发生心包积液。目前，已有一些研究确定了放射性心包炎和心包积液的预测参数，每天照射剂量大于3Gy与心包副反应密切相关。同时，大多数研究表明，放射治疗中平均心包剂量的临界值为27Gy。

2. 伴随的全身化疗：化疗药物如蒽环类药物、CAR-T和靶向药（如曲妥珠单抗）具有心脏毒性，除药物自身导致的心脏损伤，还可能诱发放射性心包炎，因此临床上应尽量使用最低限度的上述药物总剂量。

（二）肿瘤相关因素

放射性心包炎的发生与肿瘤部位、肿瘤体积有关。

1. 肿瘤部位：研究表明，肿瘤位于纵隔内时，放射性心包炎的发生风险较高，且肿瘤部位与纵隔及心脏距离越远，放射性心包炎发生风险越低。

2. 肿瘤体积：纵隔淋巴结病变的体积是淋巴瘤患者放射治疗后发生心包炎的重要影响因素。

（三）患者相关因素

心血管疾病的其他危险因素（高血压、高脂血症、吸烟、肥胖）和已有的心血管疾病都有可能增加放射治疗后心脏副反应的发生风险，但与放射性心包炎的相关性目前尚无定论。

五、临床表现

（一）症状与体征

放射性心包炎患者的症状和体征可根据放射治疗后的时间分组。

1. 放射治疗期间的急性放射性心包炎，常见表现为胸痛，通常包括特征性胸膜性胸痛，伴有低热、乏力、心悸和呼吸困难等症状，具有心包摩擦音、心包积液、心电图异常等体征。

2. 放射治疗后数月至数年出现的迟发性放射性心包炎，通常表现为呼吸困难。最常见在1年内，出现急性非特异性心包炎或无症状性心包积液和胸膜腔积液（胸水），急性非特异性心包炎患者伴有胸痛、心包疼痛，体格检查可听到心包摩擦音。

3. 约50%患者有慢性大量心包积液，伴有不同程度的心包填塞，病程长者可出现心包缩窄的临床表现，可见颈静脉怒张（Kussmaul征），观察到患者吸气时颈动脉明显扩张。

4. 以心力衰竭为表现的放射性心包炎较为罕见。

5. 部分患者可表现为严重的低蛋白血症，并有贫血改变。个别患者可有肝功能异常及黄疸。

（二）辅助检查

1. 心电图（ECG）：心电图通常是优先选择的检查，表现为弥漫性ST段抬高伴或不伴PR间期压低，也可见窦性心动过速。大多数患者QPS波群呈低电压，约70%的患者出现P波异常，P波增宽和（或）P波有切迹，T波低平或倒置。1/3～2/3的患者伴有房性心律失常，多数为心房纤颤。

2. 超声心动图：初始影像学评估多采用超声心动图。超声心动图通过测量无回声的心包间隙，很容易发现室性或广泛性心包积液。可见心包膜明显增厚或粘连，回声增强；左心室游离壁舒张中晚期运动呈平直外形；二尖瓣早期快速关闭；肺动脉瓣提前开放；室间隔运动异常及心室舒张末径缩小；下腔静脉异常扩张。

3. CT和MRI：CT可显示心包积液和心包增厚，高速CT（UFCT）更为准确；MRI可准确测量心包厚度以及右心房扩张与右心室缩小的程度。CT相比MRI，对缩窄性心包炎更为灵敏。CT和MRI显示心包正常厚度小于2mm，静脉造影剂注射后心包增厚增强，可用于鉴别缩窄性心包炎和限制性心肌病。

4. 胸部X线检查：胸部X线片可显示心脏增大、胸膜腔积液、心包钙化等情况。

5. 心导管检查：心导管检查显示右心房、肺动脉及左心房在舒张末期压力相等。

6. 血清炎症标志物检查：白细胞计数、红细胞沉降率（erythrocyte sedimentation rate，ESR）和血清C-反应蛋白通常升高，血清心肌肌钙蛋白Ⅰ水平可能稍升高。

六、诊断及鉴别诊断

（一）诊断标准

1. 既往有胸部、纵隔受照射病史。

2. 有胸痛、发热、呼吸困难等症状及心包摩擦音、心包积液等体征，上述症状、体征为放射治疗后新出现或较前加重，或经放射治疗减轻或消失后重新出现。

3. 心电图和超声心动图及CT/MRI等影像学表现与放射性心包炎特点相符。

4. 出现外周血淋巴细胞染色体型畸变并伴有心脏局部放射性皮肤损伤可作为诊断的参考依据。

（二）鉴别诊断

对于恶性肿瘤和心包积液的患者，至少应考虑以下4种鉴别诊断。

1. 恶性心包积液：放射性心包炎常与原有恶性肿瘤引起的心包炎相混淆。肿瘤转移或浸润的心包炎常表现为大量心包积液、心包填塞。通过心包积液细胞学检查可鉴别。一般来说，若霍奇金淋巴瘤临床治愈数年后心包炎、心包积液症状仍存在，则放射性损伤比恶性肿瘤转移的可能性更大。

2. 甲状腺功能减退：放射可能导致甲状腺功能受损，长期甲状腺功能减退患者因毛细血管通透性增加、淋巴回流受阻和黏多糖堆积等，引起心包积液和心脏扩大。需测定血清甲状腺激素、促甲状腺激素（TSH）等，测试甲状腺功能。

3. 心力衰竭伴心包积液，继发于心排血量低，利用超声心动图等进行鉴别。

4. 病毒性心包炎：放射治疗对免疫系统有抑制作用，免疫力低下的易感人群更容易感染病毒而引起病毒性心包炎。可通过实验室检查，如病毒分离、免疫学检查、心包积液病原学检查等进行诊断与鉴别。

七、分级

放射性心包炎的分级通常采用NCI CTCAE 5.0版，在该分级标准中，无1级心包积液，心包填塞至少为4级。此外，RTOG也对放射性心脏毒性进行了分级。

NCI CTCAE 5.0版分级标准见表3－2－1。NCI CTCAE 5.0版心包积液分级标准见表3－2－2。NCI CTCAE 5.0版心包炎分级标准见表3－2－3。RTOG放射性心脏毒性分级标准见表3－2－4。

表3－2－1 NCI CTCAE 5.0版分级标准

级别	定义
1	较轻微的不良反应，通常无症状，且不需要对机体进行干预治疗，也不需要进行介入或药物治疗
2	中等程度的不良反应，通常有临床症状，且需要在当地进行药物或其他方面的干预治疗，这类反应可能影响机体的功能，但是不损害日常生活活动

续表3－2－1

级别	定义
3	较为严重的不良反应，可能造成不良后果，通常症状复杂，需要进行外科手术或住院治疗等积极的干预治疗
4	可能对生命构成潜在威胁的不良反应，这类反应往往可致残，甚至导致器官损害或器官功能丧失
5	死亡

表 3－2－2　NCI CTCAE 5.0 版心包积液分级标准

级别	定义
1	无
2	无症状的心包积液，积液少量或中等
3	有生理性后果的心包积液
4	有生命危险的心包积液，需要紧急干预
5	死亡

表 3－2－3　NCI CTCAE 5.0 版心包炎分级标准

级别	定义
1	无症状，但心电图或其他物理表现（如心包摩擦音）与心包炎一致
2	有症状的心包炎，如胸痛
3	心包炎伴生理性后果，如心包狭窄
4	有生命危险的心包炎，需要紧急干预
5	死亡

表 3－2－4　RTOG 放射性心脏毒性分级标准

级别	定义
1	无症状，但有客观的心电图改变或心包异常，无其他心脏疾病表现
2	有心电图改变和充血性心力衰竭（congestive heart failure）或心包疾病的影像学改变，不需要特殊治疗
3	治疗有效的充血性心力衰竭、心绞痛和心包疾病
4	非手术治疗无效的充血性心力衰竭、心绞痛、心包疾病和心律失常

八、治疗

急性放射性心包炎通常自限性强，半数患者不需要任何干预。有高危特征者，如发热（体温大于 38℃）、白细胞增多、大量心包积液（无回声间隙大于 20mm）、心包填塞、急性创伤、处于免疫抑制状态、口服抗凝药物、使用非甾体抗炎药、肌钙蛋白水平升高、反复或持续性心包炎，应住院治疗，一般建议使用不同剂量的非甾体抗炎药（表3-2-5）。值得注意的是，上述表现并不是停止进行放射治疗的原因，但应该尽可能减少放射治疗的剂量。

表3-2-5　非甾体抗炎药建议剂量与频率

药物	剂量与频率
阿司匹林（aspirin）	每6～8小时500～1000mg（范围为1.5～4g/d）
布洛芬（ibuprofen）	每8小时600mg（范围为1.2～2.4g/d）
吲哚美辛（indomethacin）	每8小时25～50mg，从剂量范围的下限开始向上递增，以避免头痛和头晕等不适反应
萘普生（naproxen）	在耐受且有临床指征的情况下，可每12小时使用500～1000mg，并可在有限的时间内（<6个月）增加至每天1500mg

40%有症状的患者对非甾体抗炎药反应良好。另外，秋水仙碱（colchicine）可用于急性心包炎患者，作为非甾体抗炎药治疗的辅助药物，有时能有效缓解急性心包炎患者的疼痛并预防复发。

对于老年患者，非甾体抗炎药建议使用最低剂量和最低频率。对于肾功能损害且肌酐清除率（CrCl）小于或等于30mL/min的患者，不建议使用非甾体抗炎药。对这类患者来说，阿司匹林比其他非甾体抗炎药略安全，但如果CrCl小于10mL/min，也不建议使用。同样，对于肝功能损害的患者，应谨慎使用非甾体抗炎药。此外，质子泵抑制剂（proton pump inhibitor，PPI）的预防性使用也是一种重要的治疗方法。

简单的治疗一般持续1～2周，但应考虑症状和C-反应蛋白是否恢复正常。对于有持续症状性心包积液的患者，建议使用心包穿刺术；对于复发性心包积液的患者，建议使用心包开窗术或心包切除术。

九、预防

在保证放射治疗效果的前提下，降低心包受照射体积和剂量是减少放射性心包炎的重要步骤。一些研究表明，以放射性心包炎为结果，常规放射治疗中的$TD_{5/5}$（治疗后5年，因放射治疗造成严重放射损伤的患者不超过5%的照射剂量）对于1/3的心脏来说是60Gy，对于2/3的心脏来说是45Gy，对于整个心脏来说是40Gy。放射治疗中的$TD_{50/5}$（治疗后5年，因放射治疗造成严重放射损伤的患者不超过50%的照射剂量）相应数据则分别是70Gy、55Gy和50Gy。在预测生存期较长的患者中，$TD_{5/5}$则更低，约为25Gy。在二维空间内，心脏的50%以上受到照射，则发生放射性心包炎的风险增加。在三维空间内，大于或等于30Gy（V_{30}）的心脏体积是一个主要的决定因素。为了防止放射导致的心包损伤，建议保持平均心脏剂量小于26Gy或心脏V_{30}小于46%。据统计，如果平均心脏剂量保持在26Gy以下，则放射性心包炎的发生率小于15%。

随着现代放射治疗技术的发展，心包暴露于放射线的情况已有所改善。目前临床常用的调强适形放射治疗能够显著降低心脏的照射剂量，降低放射性心包炎的发生率。在乳腺癌的治疗中，深吸气（deep inspiration，无辅助或使用一些主动呼吸控制装置）和乳房板（breast board）等措施可以显著降低心脏的照射剂量和体积。使用电子束照射时，尤其是对有指征的乳腺内淋巴结进行照射，也可以显著降低心脏照射剂量。此外，俯卧位乳腺放射治疗同样有助于减少心包受照射体积。

十、总结与推荐

1. 因恶性肿瘤（如乳腺癌、霍奇金淋巴瘤、非霍奇金淋巴瘤、食管癌、肺癌）而接受胸部、纵隔放射治疗的患者，有发生放射性心包炎的风险。放射性心包炎是胸部、纵隔放射治疗后最早和最常见的并发症。

2. 放射治疗引起的急性放射性心包炎可在数小时至数月内出现，迟发性放射性心包炎常发生在放射治疗后 4 个月至 20 年，最常见在 1 年内。

3. 放射性心包炎的症状与体征通常是发热、心前区疼痛、厌食、全身不适、心包摩擦音、心包积液、心包填塞等，可通过心电图、超声心动图、CT 等进行辅助诊断。但需与其他疾病进行鉴别，包括恶性心包积液、继发于低心排血量的心力衰竭伴心包积液、甲状腺功能减退导致的心包积液、病毒性心包炎及其他心脏疾病。

4. 通常推荐根据 NCI CTCAE 5.0 版评分系统进行相应处理，一般使用非甾体抗炎药（如阿司匹林、布洛芬、吲哚美辛、萘普生），但需注意老年患者、肝肾功能损害患者应谨慎使用上述药品。对于持续症状性或复发性心包积液患者，应进行对应的手术治疗。

5. 过去针对累及胸部、纵隔的恶性肿瘤的老式放射治疗技术由于使很大体积的心脏接受了高剂量的照射，明显增加了心血管副反应的发病率和死亡率，而更新的治疗技术则减少了照射野内的照射剂量和心脏受照射体积，似乎降低了晚期副反应的发生风险。在胸部、纵隔恶性肿瘤患者放射治疗时，应仔细考虑可最小化心脏照射剂量的当代技术，以及其他可能会导致后续心脏毒性的因素。

主要参考文献

[1] SOURATI A A，MALEKZADEH M. Acute side effects of radiation therapy-a guide to management [M]. Switzerland：Springer International Publishing AG，2017.

[2] GAGLIARDI G，CONSTINE L S，MOISEENKO V，et al. Radiation dose-volume effects in the heart [J]. International Journal of Radiation Oncology • Biology • Physics，2010，76 (3 Suppl)：S77－S85.

[3] JAWORSKI C，MARIANI J A，WHEELER G，et al. Cardiac complications of thoracic irradiation [J]. Journal of the American College of Cardiology，2013，61 (23)：2319－28.

[4] 刘志飞，王颖杰. 放射性心脏损伤的研究进展 [J]. 肿瘤防治研究，2018，45 (11)：852－857.

[5] MADAN R，BENSON R，SHARMA D N，et al. Radiation induced heart disease：Pathogenesis，management and review literature [J]. Journal of the

Egyptian National Cancer Institute，2015，27（4）：187－193.

［6］MARTEL M K，SAHIJDAK W M，TEN HAKEN R K，et al. Fraction size and dose parameters related to the incidence of pericardial effusions［J］. International Journal of Radiation Oncology • Biology • Physics，1998，40（1）：155－161.

［7］CARMEL R J，KAPLAN H S. Mantle irradiation in Hodgkin's disease. An analysis of technique，tumor eradication，and complications［J］. Cancer，1976，37（6）：2813－2825.

［8］WEI X，LIU H H，TUCKER S L，et al. Risk factors for pericardial effusion in inoperable esophageal cancer patients treated with definitive chemoradiation therapy［J］. International Journal of Radiation Oncology • Biology • Physics，2008，70（3）：707－714.

［9］JR C. Management of cardiac and pulmonary treatment-related side effects［J］. Journanl of Supportive Oncology，2011（9）：67－94.

［10］BENVENISTE M F，CARTER B W，CUELLAR S L B，et al. Radiation effects in the mediastinum and surroundings：imaging findings and complications［J］. Semin Ultrasound CT MR，2016，37（3））：268－280.

［11］马建新，金同法. 放射性心包炎 24 例分析［J］. 中华放射肿瘤学杂志，2003，12（z1）：56－58.

［12］COX J D，STETZ J，PAJAK T F. Toxicity criteria of the Radiation Therapy Oncology Group（RTOG）and the European Organization for Research and Treatment of Cancer（EORTC）［J］. International Journal of Radiation Oncology • Biology • Physics，1995，31（5）：1341－1346.

［13］KHANDAKER M H，NISHIMURA R A，SINAK L J，et al. Pericardial disease：diagnosis and management［J］. Mayo Clinical Proceedings，2010，85（6）：572－593.

［14］HALPERIN EC B L，PEREZ C A，WAZER D E. Perez & Brady's principles and practice of radiation oncology［M］. 6ed. Philadephia：Wolters Kluwer/Lippincot Williams & Wilkins，2013.

第三节 放射性食管炎

一、概述

放射性食管炎（radiation esophagitis，RE）是由放射线引起的急性食管损伤，可发生在胸部恶性肿瘤患者的放射治疗过程中或之后，也可间接发生于头颈部恶性肿瘤患者的放射治疗。放射性食管炎作为一种与放射治疗相关的急性剂量限制性毒性，具有较高发病率，降低了患者对治疗的依从性。据统计，在接受胸部放射治疗的患者中，约29%的患者发生急性食管炎。并且，当放射治疗与化疗同时进行时，对食管的损伤会更加严重，在接受胸部放化疗的患者中，发生急性食管炎的患者比例约为93%。在仅接受放射治疗或同时接受放化疗的患者中，分别有1%～4%和22%～45%的患者出现需要营养支持或中断放射治疗的严重食管炎。由此可知，放射性食管炎在胸部恶性肿瘤放射治疗过程中发病率较高，且对患者照射剂量和治疗效果产生了影响。

二、发病机制

正常生理状态下的食管管腔侧壁有黏膜排列，其中黏膜层包括上皮细胞层、固有层和黏膜肌层。食管上皮细胞是一种非角化的、复层的鳞状上皮，包含位于基底层的快速分裂细胞。在放射治疗的过程中，由于食管无法避免地出现在胸部恶性肿瘤的照射野中，放射线影响了基底上皮细胞层，限制基底上皮细胞的增殖速率，导致黏膜变薄、溃疡，引发炎症反应，导致食管充血、水肿或糜烂。同时，放射治疗也会造成食管神经肌肉的损伤，继而影响食管蠕动，一些有害物质通过食管的时间延长，在一定程度上也加重了食管损伤。此外，放射治疗减少了机体白细胞的数量，降低了机体免疫作用，使食管感染更易发生。

放射治疗对食管上皮细胞层造成损伤的主要机制在于，放射线直接或间接导致机体内产生过量活性氧，损伤细胞中的蛋白质、脂类和核酸等，降低了细胞膜的流动性，使其通透性升高；同时，一些细胞器也发生病理改变，如线粒体发生肿胀，最终使食管上皮细胞层受到损伤。

此外，口咽部恶性肿瘤的放射治疗有时也会导致放射性食管炎，这可能与放射线对唾液腺造成损伤有关。弱碱性的唾液对胃酸有一定的中和作用，在一定程度上对食管黏膜层有保护功能。唾液腺受损导致唾液分泌减少，同时放射线也导致食管上皮细胞增殖和修复能力受损，食管黏膜抗反流屏障功能被损害，从而引起反流性食管炎。

三、发生时间

急性放射性食管炎常在放射治疗开始后的2～3周（20～30Gy）出现。一般来说，在单次剂量为2Gy的常规放射治疗中，1级食管炎首先出现在放射治疗的第2周，2级及以上的食管炎在放射治疗的第3周开始出现。随着放射治疗的进行，症状性食管炎的发生率增加，在治疗的第5周，患者可能会出现3级食管炎。放射性食管炎通常在放射治疗结束后4～6周恢复，但症状性食管炎持续时间较长。

四、危险因素

（一）治疗相关因素

1. 放射治疗：放射治疗的安排是影响放射性食管炎发生率的重要因素。每段（fraction）照射剂量越高，日段数越多，食管炎越严重。并且，许多研究表明，接受10～60Gy的食管体积百分比、平均食管剂量、最大食管剂量、接受55Gy的食管表面积以及照射野中最大食管长度均与急性放射性食管炎的发生相关。而对于同时进行放化疗的患者而言，发生急性放射性食管炎的剂量学参数包括最大食管剂量、平均食管剂量和接受20Gy、30Gy、50Gy、55Gy的食管体积。

2. 伴随全身化疗：放射性食管炎最重要的危险因素是同时化疗。据报道，同时进行放化疗将使发生放射性食管炎的风险增加近12倍。与此同时，化疗所选择的药物也对放射性食管炎的发生率产生影响。有相关研究指出，与使用紫杉醇的方案相比，基于顺铂的方案发生放射性食管炎的可能性更低。

（二）患者相关因素

放射性食管炎的发生与患者的免疫状态、遗传背景有关，与性别、年龄、行为状态等无明显相关性。但部分研究表明，患者的基础疾病可能也会对放射性食管炎造成影响。

1. 免疫状态：研究表明，放化疗期间发生吞咽困难（放射性食管炎的典型症状之一）与中性粒细胞减少密切相关，中性粒细胞的最低水平也将影响放射性食管炎的发展和严重程度。同时，血小板计数较高且血红蛋白水平较低的患者发生放射性食管炎的可能性较大。此外，有个别病例报告表明，人类免疫缺陷病毒（HIV）感染者更易受放射损伤，诱发放射性食管炎。

2. 遗传背景：目前，已有研究观察到，TGF－β1 509CC基因型、热休克蛋白β－1（HSPB1）CC基因型和炎症相关基因［包括三个PTGS2（COX2）变体rs20417、rs5275和rs689470］中的单核酸多态性（SNPs）的患者发生放射性食管炎的风险更大。

3. 基础疾病：研究发现，合并高血压、糖尿病的食管癌放射治疗患者发生严重放射性食管炎的可能性更大，原因可能是高血压会诱导机体产生TNF等促炎细胞因子，诱发机体炎症反应，以及高血压和糖尿病患者的免疫功能紊乱。

五、临床表现

（一）症状与体征

放射性食管炎表现为胸骨后或胸骨下的灼烧感、疼痛，咽痛，吞咽困难，厌食等，其中吞咽困难是最初的临床表现，随后慢慢演变为持续性胸骨后疼痛，甚至出现呛咳、呼吸困难、恶心、呕吐等症状。部分患者体重可能减轻，严重时需要营养支持。很少情况下，严重的放射性食管炎患者会出现梗阻、穿孔或瘘管。

（二）辅助检查

1. 食管镜检查：食管镜下可直接窥见不同时期的食管炎表现，也可取少量食管黏膜组织进行病理学检查，以确定病变类型。食管炎镜下有红斑、糜烂、溃疡、出血和黏膜脱离等多种表现，在具有慢性症状患者中可见狭窄。同时放化疗患者更易发生食管溃疡和狭窄。

2. 影像学检查：食管吞钡检查可发现早期放射性食管炎患者食管蠕动减弱、食管溃疡等情况，也可见晚期患者的食管狭窄、穿孔或瘘管。此外，CT 检查可发现纵隔淋巴结病变引起的外部食管压迫，或是特征性的狭窄、瘘管。食管造影可见晚期患者的狭窄形成。

3. 病理学检查：放射性食管炎的急性反应主要与食管黏膜的鳞状上皮的基底层细胞有关。放射性食管炎患者上皮细胞和基质细胞都可显示异形，表现为细胞核膜不规则，可能伴有核仁明显或细节丢失的模糊细胞核。基质细胞的变化可持续进行，可以观察到上皮细胞细胞质空泡形成或发生蜕变，另外有角化不全或黏膜萎缩等情况。

4. 实验室检查：放射性食管炎患者的血常规常提示白细胞计数降低。

六、诊断及鉴别诊断

（一）诊断标准

1. 既往有胸部、头颈部受照射病史，多发生于放射治疗开始后 2～3 周内。

2. 出现吞咽困难、进食梗阻感加重、胸骨后疼痛、呼吸困难等症状，且上述症状在放射治疗后新出现或较前加重，或经放射治疗减轻或消失后重新出现或加重。

3. 食管镜检查、影像学检查、实验室检查等符合放射性食管炎的特点。

4. 需排除其他因素导致的食管炎及食管疾病等。

（二）鉴别诊断

1. 化脓性食管炎：化脓性食管炎是食管黏膜有破损时，细菌感染导致的化脓性炎症，容易引起局部炎性渗出，造成不同程度的组织坏死。化脓性食管炎的症状与放射性食管炎相似，严重者常出现高热。化脓性食管炎的诊断：可通过食管内镜检查观察到局部食管黏膜充血水肿，被黄色脓性分泌物覆盖，病理活检可在黏膜下层观察到较多细菌，也可进行食管分泌物培养。

2. 真菌性食管炎：其临床症状不典型，其中念珠菌性食管炎较为常见。与放射性食管炎的主要鉴别方法为内镜病理活检，可发现组织内有真菌以及芽孢。

3. 病毒性食管炎：大多是由疱疹病毒感染导致的，罕见由巨细胞病毒感染所致。恶性肿瘤患者放射治疗后免疫功能受损，增加了发生病毒性食管炎的风险。临床上，可进行血浆病毒检测、实验室病毒培养、病理活检和食管镜下观察，与放射性食管炎相区别。

4. 食管结核：其症状多与放射性食管炎相似，可通过对食管内镜所取活检标本进行细菌学检查，找到结核杆菌，以此确诊食管结核。

七、分级

目前，放射性食管炎的分级主要采用 RTOG 和 EORTC 制定的放射性食管炎分级标准，见表 3－3－1。

表 3-3-1　RTOG/EORTC 放射性食管炎分级标准

级别	定义
1	轻度吞咽困难或咽痛，可能需要表面麻醉剂或非麻醉性镇痛药和易吞咽的软性饮食
2	中度吞咽困难或咽痛，可能需要麻醉性镇痛药和流食、半流食
3	严重的吞咽困难或吞咽疼痛，伴有脱水或体重较治疗前下降超过 15%，需要使用鼻胃管（NG 管）、静脉输液或高营养支持
4	完全梗阻、溃疡、穿孔和瘘管

八、治疗

放射性食管炎的治疗原则是对症治疗，以消炎、收敛、修复为主。对于早期患者，多采用西医、中医、中西医联合治疗，以此缓解临床症状；对于晚期患者，需行食管扩张术、食管支架置入术来解决吞咽困难等症状。

目前，我国采用的针对放射性食管炎的西医治疗多为西药联合应用，有地塞米松、庆大霉素和利多卡因等，在临床上效果较好。其中，地塞米松具有抗炎、抗过敏等作用，且极易被消化道吸收，可有效减轻和防止食管组织的炎症反应；庆大霉素是抗生素，可抑制炎症反应，缓解水肿；利多卡因为局部麻醉剂，起效快且持续时间较长，能有效减轻放射性食管炎患者的疼痛感。同时，维生素 B_{12} 具有促进蛋白质和核酸生物合成的作用，可促进食管黏膜上皮细胞及血管内皮细胞的生长和修复，有利于创面愈合；谷氨酰胺（Gln）和氨磷汀能降低严重放射性食管炎的发生率。此外，蒙脱石散、钙离子通道拮抗剂（如硝苯地平）等药物对病变食管黏膜的修复作用逐渐被了解；H_2 受体拮抗剂（如雷尼替丁）、质子泵抑制剂（如奥美拉唑）具有抑制胃酸、防止胃酸反流入食管的作用，正广泛应用于临床。

近年来，中医治疗放射性食管炎的经验逐渐增多。中医针对放射性食管炎的吞咽困难、疼痛等症状，临床上大多以清热解毒、养阴生津、消肿止痛、益气凉血、活血化瘀、收敛生肌为治法，多用麦冬、甘草、玄参、生地黄、白及等。

临床研究发现，中西医联合治疗对放射性食管炎有较好的预防和治疗效果，能显著降低放射性食管炎的发生率，减轻严重程度，推迟发生时间并缩短持续时间。

九、预防

调强适形放射治疗等技术的发展，可在食管不是治疗靶病灶的情况下，对食管保持最低剂量的照射，减少放射性食管损伤，降低放射性食管炎发病风险。

放射性食管炎作为一种炎症反应，在 ^{18}F－FDG PET/CT 上显示为 ^{18}F－FDG 高摄取。因此，放射治疗后的 ^{18}F－FDG PET 扫描可以建立定量生物学模型，以准确计划照射剂量，加强对放射性食管炎发生的预测作用。此外，值得注意的是，放射治疗期间放射前 ^{18}F－FDG 的摄取增加与放射性食管炎的发生可能具有相关性，可以此修改放射治疗计划，减少放射性食管炎的发生。

氨磷汀可选择性地保护正常细胞免受辐射损伤，也可清除自由基。研究结果表明，氨磷汀具有保护正常食管黏膜免受辐射损伤，延缓放射性食管炎的发生，并降低其严重程度和发病率的作用。在一项对146例肺癌晚期患者的试验中，为期4周的治疗期间，单纯放射治疗组2级及以上放射性食管炎的发生率为42%，而服用氨磷汀组仅为4%。

此外，以美洲大蠊干燥虫体提取物为主要成分的康复新液，被证实对放射性食管炎具有明显的预防作用，能显著降低其发病率及严重程度。

十、总结与推荐

1. 接受胸部或头颈部放射治疗的患者有发生放射性食管炎的风险。

2. 放射性食管炎的危险因素包括受照射食管体积百分比、平均/最大食管剂量、受照射食管表面积、照射野中最大食管长度等，也可能与患者的免疫状态、遗传背景等有关，而最为重要的影响因素是同步放化疗。

3. 放射性食管炎的典型症状为吞咽困难，胸骨后灼烧感、疼痛，严重者将出现体重下降，食管梗阻、穿孔或瘘管等。症状通常出现在放射治疗开始后的2～3周。

4. 食管内镜检查通常是首选的检查方法，既可直接窥见食管炎表现，又可取少量食管黏膜组织进行病理学检查。放射性食管炎的确诊需与其他原因所致的食管炎相鉴别。

5. 急性放射性食管炎须对症治疗。

6. 放射治疗患者饮食建议：少吃多餐，吃温热或室温的软质食物，保证每天液体摄入量，避免食用辛辣、酸性、坚硬的食物，远离烟酒。

7. 放射性食管炎引起疼痛时，可用局部镇痛药（如利多卡因）、非甾体抗炎药或麻醉药进行治疗。如果患者出现反流症状，可使用抗酸剂、质子泵抑制剂或H_2受体拮抗剂来缓解。在发生严重的吞咽困难或吞咽疼痛、体重显著减轻的情况下，建议短期内中断放射治疗。

主要参考文献

[1] SOURATI A A，MALEKZADEH M. Acute side effects of radiation therapy-a guide to management [M]. Switzerland：Springer International Publishing AG，2017.

[2] CHEVALIER T，ARRIAGADA R，QUOIX E，et al. Radiotherapy alone versus combined chemotherapy and radiotherapy in nonresectable non-small-cell lung cancer：first analysis of a randomized trial in 353 patients [J]. Journal of the National Cancer Institute，1991，83 (6)：417－423.

[3] WEI X，LIU H H，TUCKER S L，et al. Risk factors for acute esophagitis in non-small-cell lung cancer patients treated with concurrent chemotherapy and three-dimensional conformal radiotherapy [J]. International Journal of Radiation Oncology • Biology • Physics，2006，66 (1)：100－107.

[4] DILLMAN R O，SEAGREN S L，PROPERT K J，et al. A randomized trial of induction chemotherapy plus high-dose radiation versus radiation alone in stage Ⅲ

non-small-cell lung cancer [J]. The New England Journal of Medicine, 1990, 323 (14): 940−945.

[5] CURRAN W J, PAULUS R, LANGER C J, et al. Sequential vs. concurrent chemoradiation for stage Ⅲ non-small cell lung cancer: randomized phase Ⅲ trial RTOG 9410 [J]. Journal of the National Cancer Institute, 2011, 103 (19): 1452−1460.

[6] OZGEN A, HAYRAN M, KAHRAMAN F. Mean esophageal radiation dose is predictive of the grade of acute esophagitis in lung cancer patients treated with concurrent radiotherapy and chemotherapy [J]. Journal of Radiation Research, 2012, 53 (6): 916−922.

[7] BALL D, BISHOP J, SMITH J, et al. A phase Ⅲ study of accelerated radiotherapy with and without carboplatin in nonsmall cell lung cancer: an interim toxicity analysis of the first 100 patients [J]. International Journal of Radiation Oncology • Biology • Physics, 1995, 31 (2): 267−272.

[8] WERNER−WASIK M, SCOTT C, GRAHAM M L, et al. Interfraction interval does not affect survival of patients with non-small cell lung cancer treated with chemotherapy and/or hyperfractionated radiotherapy: a multivariate analysis of 1076 RTOG patients [J]. International Journal of Radiation Oncology • Biology • Physics, 1999, 44 (2): 327−331.

[9] LEONG S S, TAN E H, FONG K W, et al. Randomized double-blind trial of combined modality treatment with or without amifostine in unresectable stage Ⅲ non-small-cell lung cancer [J]. Journal of Clinical Oncology, 2003, 21 (9): 1767−1774.

[10] MARáZ A, FURáK J, VARGA Z, et al. Acute oesophageal toxicity related to paclitaxel-based concurrent chemoradiotherapy for non-small cell lung cancer [J]. Anticancer Research, 2013, 33 (4): 1737−1741.

[11] LEIGH B R, LAU D H. Severe esophageal toxicity after thoracic radiation therapy for lung cancer associated with the human immunodeficiency virus: a case report and review of the literature [J]. American Journal of Clinical Oncology, 1998, 21 (5): 479−481.

[12] COSTLEIGH B J, MIYAMOTO C T, MICAILY B, et al. Heightened sensitivity of the esophagus to radiation in a patient with AIDS [J]. American Journal of Gastroenterology, 1995, 90 (5): 812−814.

[13] YUAN S T, ELLINGROD V L, SCHIPPER M, et al. Genetic variations in TGFβ1, tPA, and ACE and radiation-induced thoracic toxicities in patients with non−small−cell lung cancer [J]. Journal of Thoracic Oncology, 2013, 8 (2): 208−213.

[14] GUERRA W Q, YUAN X, GOMEZ D, et al. Functional promoter rs2868371

variant of HSPB1 associates with radiation-induced esophageal toxicity in patients with non-small-cell lung cancer treated with radio (chemo) therapy [J]. Radiotherapy and Oncology，2011，101 (2)：271－277.

[15] HILDEBRANDT M A，KOMAKI R，LIAO Z，et al. Genetic variants in inflammation-related genes are associated with radiation-induced toxicity following treatment for non-small cell lung cancer [J]. PLoS One，2010，5 (8)：e12402.

[16] 刘惠兰，汪建林，戴圣斌，等. 合并糖尿病或高血压的食管癌患者发生放射性食管炎和肺炎的危险因素分析 [J]. 中华放射医学与防护杂志，2018，38 (8)：584－589.

[17] 王立东，谌娜娜，李蕊洁，等. 放射性食管炎的临床研究进展 [J]. 实用肿瘤杂志，2017，32 (5)：474－478.

[18] MASCARENHAS F，SILVESTRE M E，Sá DA COSTA M，et al. Acute secondary effects in the esophagus in patients undergoing radiotherapy for carcinoma of the lung [J]. American Jounar of Clinical Oncology，1989，12 (1)：34－40.

[19] COX J D，STETZ J，PAJAK T F. Toxicity criteria of the Radiation Therapy Oncology Group (RTOG) and the European Organization for Research and Treatment of Cancer (EORTC) [J]. International Journal of Radiation Oncology・Biology・Physics，1995，31 (5)：1341－1346.

[20] YAWN R J，FAZILI M，PROVO-BELL G，et al. The utility of bronchoalveolar lavage findings in the diagnosis of eosinophilic esophagitis in children [J]. International Journal of Pediatric Otorhinolaryngology，2015，79 (11)：1834－1837.

[21] 谢友琴，王高仁. 放射性食管炎及其治疗相关研究进展 [J]. 中国肿瘤临床与康复，2018，25 (11)：1406－1408.

[22] 周鹏飞. 放射性食管炎治疗进展综述 [J]. 医药前沿，2018，8 (21)：6－7.

[23] 彭心怡，郭勇. 基于数据挖掘研究中医药治疗放射性食管炎的用药规律 [J]. 中成药，2022，44 (1)：277－280.

[24] 武治明. 中西医结合治疗 40 例放射性食管炎的临床研究 [J]. 甘肃医药，2014 (4)：265－267.

[25] NIJKAMP J，ROSSI M，LEBESQUE J，et al. Relating acute esophagitis to radiotherapy dose using FDG-PET in concurrent chemo-radiotherapy for locally advanced non-small cell lung cancer [J]. Radiotherapy and Oncology，2013，106 (1)：118－123.

[26] YUAN S T，BROWN R K，ZHAO L，et al. Timing and intensity of changes in FDG uptake with symptomatic esophagitis during radiotherapy or chemo-radiotherapy [J]. Radiation Oncology，2014，9 (1)：37.

[27] KOUVARIS J R，KOULOULIAS V E，VLAHOS L J. Amifostine：the first

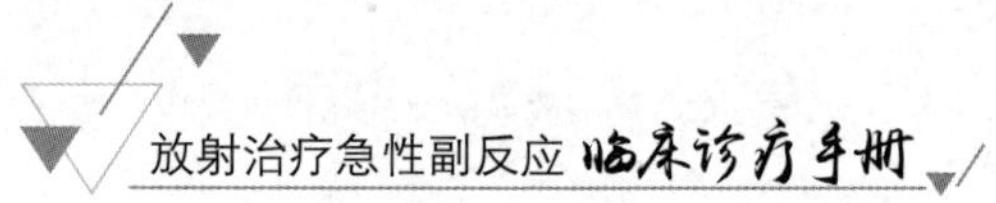

selective-target and broad-spectrum radioprotector [J]. Oncologist, 2007, 12 (6): 738−747.

[28] ANTONADOU D, COLIARAKIS N, SYNODINOU M, et al. Randomized phase Ⅲ trial of radiation treatment +/− amifostine in patients with advanced-stage lung cancer [J]. International Journal of Radiation Oncology · Biology · Physics, 2001, 51 (4): 915−922.

[29] 李春鸣，余更生. 康复新液预防 NSCLC 放射治疗患者急性放射性食管炎的效果观察 [J]. 山东医药，2014，54 (4): 98−99.

第四章　腹部放射治疗的急性副反应

第一节　放射性胃炎

一、概述

在对胸部、腹部的恶性肿瘤进行放射治疗时，如果放射治疗区域包含胃部，则容易造成放射性胃炎（radiation gastritis）。其发生与放射治疗总剂量和分割剂量、所用技术及是否存在其他治疗方式（如全身性治疗、手术治疗）有关。30%～50% 的接受放射治疗的患者会发生放射性胃炎，而其发生又会进一步影响患者的消化功能，造成患者腹泻、营养不良以及对辐射的耐受性下降。因此，对放射性胃炎进行识别、预防以及治疗具有重要意义。

二、发病机制

胃壁黏膜由黏膜层、黏膜下层、肌层和浆膜层组成。黏膜层包括上皮、固有层和黏膜肌层。黏膜层凹陷形成小凹，内部有腺体结构，每个胃底腺分为三个部分：峡部、颈部和腺体。腺体的主要上皮细胞类型是黏液颈细胞、壁细胞（分泌盐酸）和主细胞（产生胃蛋白酶原）。黏膜表面被单层黏液细胞覆盖。这些细胞分泌黏液并形成胃黏膜屏障。放射线会造成明显的黏膜和黏膜下水肿，溃疡性或糜烂性病变，以及分泌物质量和数量的改变。一方面，放射线破坏胃黏膜表层的黏液细胞，使黏液分泌减少，黏液保护屏障以及碳酸氢盐保护屏障被破坏，胃酸对于胃黏膜的侵蚀增强，导致胃炎的发生；另一方面，放射线直接破坏黏膜细胞，造成局部黏膜细胞坏死，引发局部炎症反应，进而通过 NF－κB 等信号通路产生级联放大作用，加剧局部炎症。

三、发生时间

放射性胃炎一般在放射治疗的第 2～3 周发生，此时照射剂量一般达到 20～30Gy。患者可能会出现恶心、上腹部不适和呕吐等症状，这些症状在每次放射治疗后仅持续数小时。随着照射剂量增加，可能会出现更严重的症状，包括上腹部疼痛。症状通常在放射治疗完成后 1～2 周消退。轻度上腹部不适或消化不良偶尔持续数月甚至数年。溃疡在放射治疗后的 1～6 个月都有可能发生，平均在放射治疗后 5 个月发生，主要取决于照射剂量以及患者的耐受程度。

四、危险因素

（一）照射剂量

在照射剂量达到 20～30Gy 时，放射性胃炎开始发生。当照射剂量低于 45Gy 时，胃溃疡很少发生。而当照射剂量超过 45Gy 时，胃溃疡的发生率达到 25%～30%。照射剂量越高，胃损伤越严重，乃至于导致出血和穿孔。当照射剂量大于 60Gy 时，胃壁溃疡穿孔的风险大为增加。

（二）伴随全身同步化疗

放射治疗联合同步化疗，会增加患者放射性胃炎的发病率。同步化疗可降低胃黏膜对放射治疗的耐受性。如果放射治疗联合紫杉烷、吉西他滨、表皮生长因子抑制剂或酪氨酸激酶抑制剂治疗，急性胃部副反应会显著增多。尽管 5－氟尿嘧啶（5－FU）是放射治疗增敏剂，但它与 45～50Gy 的放射治疗联合使用未引起胃部副反应明显增加。

五、临床表现

放射性胃炎的急性症状主要包括上腹痛、厌食、恶心、呕吐等。恶心、呕吐在开始治疗后的 24 小时内就有可能发生，有一半左右的患者在接受放射治疗 2～3 周后会出现呕吐的症状。也可能会出现急性溃疡，常表现为上腹部隐痛，而食物以及抗酸药物通常难以缓解。最严重的症状为溃疡伴有穿孔或梗阻，通常在照射后 1～2 个月发生。这些急性症状通常会在放射治疗结束后 1～2 周缓解。

六、诊断及鉴别诊断

（一）诊断标准

放射性胃炎的症状对于诊断具有提示性作用，若放射治疗区域包含胃部，且患者出现上腹部不适，并伴随厌食、恶心、呕吐等表现，可以考虑放射性胃炎。若患者在接受放射治疗前无相关不适，而放射治疗后很快出现上述症状，则可以诊断为放射性胃炎。对于症状严重的患者，以及症状迟发的患者（一般为放射治疗后超过 3 个月），推荐进行消化道内镜检查，以明确诊断及排除其他病因。内镜下放射性胃炎的表现包括黏膜糜烂、溃疡、萎缩和胃窦狭窄等。

（二）鉴别诊断

急性恶心、呕吐发作的鉴别诊断包括急性胃肠炎。急性腹痛的鉴别诊断包括消化不良的其他原因，如急性胃肠炎、胰腺炎、胆道疾病和药物性消化不良。恶心、呕吐和腹痛的鉴别诊断和诊断性评估详见其他专题。注意，对胃部肿瘤（如胃部的淋巴瘤、神经内分泌肿瘤）进行放射治疗，可能会造成深层浸润肿瘤的破坏，进而导致胃穿孔，在鉴别时应注意此种情况。

七、治疗

（一）药物治疗

针对患者的恶心、呕吐症状，可以选择止吐、促进胃动力的药物如胃复安等，进行对症处理。目前，针对放射性胃炎的治疗药物有糖皮质激素、纤维蛋白溶解抑制剂（简称纤溶抑制剂）、质子泵抑制剂、H_2 受体拮抗剂、抗酸剂、黏膜保护剂、促动力剂等，详见表 4－1－1。

表 4－1－1　放射性胃炎治疗药物分类

分类	药物	注意事项
糖皮质激素	甲泼尼龙、地塞米松等	可为静脉用糖皮质激素和动脉内注入糖皮质激素，但仍需进一步深入研究证实
纤溶抑制剂	氨基己酸	通过抑制纤维蛋白原活化而控制出血
质子泵抑制剂	奥美拉唑、泮托拉唑、兰索拉唑、艾司美拉唑等	• 质子泵抑制剂为胃酸分泌抑制剂，用于放射性胃炎、溃疡时，可缓解症状。艾司美拉唑对胃酸分泌的抑制作用明显高于奥美拉唑、兰索拉唑、泮托拉唑 • 奥美拉唑注射剂型有静脉推注和静脉滴注 2 种，静脉推注配方不宜静脉滴注，静脉滴注配方不宜静脉推注。奥美拉唑有轻度抗雄激素作用，男性长期用药可能出现乳房发育、阳痿、性欲减退，女性长期用药可能出现溢乳，停药后可恢复正常 • 长期使用质子泵抑制剂的可能风险有骨质疏松、慢性肾病、心脑血管疾病、上消化道肿瘤所致的死亡风险增加等
H_2 受体拮抗剂	西咪替丁、雷尼替丁、法莫替丁、尼扎替丁、罗沙替丁等	• H_2 受体拮抗剂为胃酸分泌抑制剂，用于放射性胃炎、溃疡时，可缓解症状。法莫替丁为长效、强效药物，药效为西咪替丁的 20 倍、雷尼替丁的 7.5 倍 • 西咪替丁对肝药酶有较强的抑制作用，可显著降低环孢素、茶碱、阿司匹林、华法林、卡马西平、地高辛、阿片类镇痛药、苯二氮䓬类药等在体内的消除速度 • H_2 受体拮抗剂抑酸持续时间短，且易快速耐受，需注意。
抗酸剂	氢氧化铝凝胶、铝碳酸镁、磷酸铝凝胶等	可以中和胃酸，但不良反应多，使用中需注意
黏膜保护剂	硫糖铝、瑞巴派特、替普瑞酮、吉法酯、依卡倍特、铋剂、复方谷氨酰胺、蒙脱石散（吸附剂）等	• 可改善胃黏膜屏障，改善黏膜血流，促进胃黏膜糜烂愈合 • 蒙脱石散可加强、修复消化道黏膜屏障，固定和清除多种病原体和毒素，可防止各种细菌、病毒和毒素对黏膜的侵害，并有局部镇痛作用。口服后覆盖消化道黏膜，并与黏液蛋白结合，使黏液的黏弹性内聚力增强，并使黏液层增厚，进而改善黏液，同时防止胃酸、胃蛋白酶、胆盐、溶血卵磷脂、酒精等对消化道黏膜的侵害，且促进上皮细胞的再生和修复，对病毒、细菌及其产生的毒素有极强的选择性固定抑制作用 • 复方谷氨酰胺可加速胃肠黏膜修复，对化疗受损胃肠黏膜有明显修复作用，明显降低黏膜炎和腹泻的发生率

续表4－1－1

分类	药物	注意事项
促动力剂	多潘立酮、莫沙必利、伊托必利等	• 作用于胃肠道肌间神经丛，促进胃肠道排空，改善消化不良，缓解腹胀、恶心、呕吐，用于胃肠镇痛等 • 莫沙必利对心脏 QT 间期可能有影响，出于安全考虑，避免与可延长 QT 间期的药物如氟卡尼、胺碘酮等联用 • 伊托必利经黄素单加氧酶（非 CYP450 酶）代谢，药物间相互作用少

（二）介入治疗

若放射性胃炎加重，出现放射性胃出血，则可以考虑介入治疗。介入治疗栓塞相应动脉血管，阻止出血，现已有文献报道。但也应注意其副反应，介入治疗可能引起的副反应通常为血管加压素所致的胃肠道组织的局部缺血、坏死，非靶器官动脉栓塞等引起的不同程度的腹痛。如果腹痛持续超过 20 分钟并进行性加重，应考虑已发生缺血的可能。剂量过大、导管位置不当、进入血管小分支或血栓形成均可造成肠缺血。需要立刻造影复查，采取小剂量或停止灌注、调整导管位置等相应处理。

（三）手术治疗

对于难以抑制的胃出血以及胃穿孔，则需要行手术治疗，根据不同原因，行穿孔修补术、胃切除术等。

八、预防

现尚无特异性药物可以预防放射性胃炎。目前主要通过减少胃的受照射体积以及降低照射频率来降低放射性胃炎的发病率。具有减少辐射损伤效果的药物，由于其可能增加肿瘤组织对放射治疗的抵抗力，因而不推荐使用。现有部分研究使用表皮生长因子等促进黏膜上皮的修复，但效果尚不确切，且同样有促进肿瘤组织生长的可能性，亦未能取得满意效果。

主要参考文献

［1］AHMED M，AHMED R. Radiation in gastroenterology［J］. Gastroenterology Research，2022，15（6）：285－296.

［2］SUZUKI K，IKENOYAMA Y，HIRASAWA T，et al. Clinical course and treatment of radiation-induced hemorrhagic gastritis：a case series study［J］. Clinical Journal of Gastroenterology，2023，16（2）：152－158.

［3］SHEN W B，WANG Y F，GAO H M，et al. Dosimetric predictors of radiation gastritis due to postoperative intensity modulated irradiation therapy in patients with esophageal squamous cell carcinoma after radical esophagectomy［J］. Cancer Biotherapy and Radiopharmaceuticals，2019，34（7）：419－426.

[4] CHOI S J, KIM H J, KIM J S, et al. Radiation recall gastritis secondary to combination of gemcitabine and erlotinib in pancreatic cancer and response to PPI-a case report [J]. BioMedCentral Cancer, 2016, 2 (16): 588.
[5] CHAO C J, SHIN J S, HSU W C, et al. Endoscopic features of radiation gastritis after irradiation of hepatocellular carcinoma [J]. Endoscopy, 2013, 45 (Suppl 2 UCTN): E280-E281.
[6] MOSSA M, NERI B, SCAROZZA P, et al. Super selective arterial embolization to treat radiation-induced hemorrhagic gastritis: a case report and review of the literature [J]. Scandinavian Journal of Gastroenterology, 2021, 56 (1): 118-121.
[7] TATSIS V, PEPONI E, PAPADOPOULOS G, et al. Subtotal gastrectomy for diffused hemorrhagic gastritis induced by radiation, following liver resection for hilar cholangiocarcinoma. A case report [J]. International Journal of Surgical Case Reports, 2016 (18): 30-32.
[8] 曾晓清，陈世耀. 放射性胃炎诊断和治疗进展 [J]. 现代消化及介入诊疗，2009，14 (3)：201-203.

第二节　放射性肝病

一、概述

放射性肝病（radiation-induced liver disease，RILD）是肝受到大剂量照射后引起的损伤，亦称放射性肝损伤（radiation-induced liver injury，RILI）。放射性肝病可发生于接受放射治疗的胸部（食管远端、下肺或乳腺）和腹部（肝、胃、胰腺）恶性肿瘤患者及接受骨髓移植前放射治疗预处理的血液恶性肿瘤患者。国内外相关临床研究报告的放射性肝病的发生率为18.5%～35.9%。

二、发病机制

目前，放射性肝病的发病机制尚不完全明确。放射性肝病的组织病理学特征是中央静脉闭塞病变（veno-occlusive disease，VOD），肝活检肝小叶的受累部分可见坏死灶，内皮细胞肿胀，末端肝静脉狭窄，肝血窦充血，实质萎缩，胶原增生。目前认为，在细胞层面，放射线引起肝血管内皮细胞损伤，导致中央静脉内纤维蛋白沉积，闭塞静脉诱发逆行淤血，进而引起出血和周围肝细胞的继发性改变。此外，肝血管闭塞，血管渗漏，导致中心区缺氧和肝细胞死亡。在分子层面，多种细胞因子如TNF-α、TGF-β1、血小板衍生生长因子（PDGF）、结缔组织生长因子（CTGF）等被证实与放射性肝病紧密相关。TNF-α是放射性肝病发生的启动因子，可趋化中性粒细胞和血小板等炎症细胞向照射区聚集，释放炎症介质作用于受损的肝细胞和内皮细胞，使中央小静脉血管收缩，肝窦内血流缓慢，照射区内缺血缺氧加重，诱导肝细胞损伤，导致肝细胞坏死。TGF-β1 是目前公认的与放射性肝纤维化发生发展最密切的细胞因子，是调控肝纤维化发生发展的核心物质，其逐渐激活周围静息状态的肝星状细胞（hepatic stellate cell，HSC），加速肝纤维化的发展，趋化炎症细胞及单核巨噬细胞，合成释放 PDGF、TNF 等细胞因子，扩大其生物效应，引起纤维蛋白沉积和胶原沉积。而 PDGF 是刺激 HSC 增殖最为有效的细胞因子，同样在放射性肝病发生发展中起到重要作用。此外，研究发现，放射线可能导致慢性病毒性肝炎患者乙型肝炎病毒（HBV）或丙型肝炎病毒（HCV）的再激活，加重患者肝炎性病变。

三、发生时间

典型放射性肝病多发生在放射治疗后 4～8 周，相关研究报道放射性肝病最早可发生在放射治疗结束后 2 周，最晚可发生在放射治疗结束后 7 个月。

四、危险因素

（一）治疗相关因素

1. 放射治疗：放射性肝病的发生率与肝照射剂量、照射范围及分割方式显著相关。

（1）照射剂量：常规分割，全肝照射 30～35Gy 时，发生放射性肝病的风险为 5%～10%。对于肝功能良好的患者，平均剂量 30Gy 通常被认为是安全剂量，但我国肝癌患者多数伴有肝硬化，肝的放射耐受剂量显著低于国外报告。可根据 Child-Pugh 分级限定肝耐受剂量。建议的肝耐受剂量（全肝平均剂量）：Child-Pugh A 级患者为 23Gy，Child-Pugh B 级患者仅为 6Gy。

（2）照射范围：正常肝体积（liver-PGTV）也是影响放射性肝病发生的因素。若未接受照射的正常肝组织足够多，安全的照射剂量会明显升高，部分肝体积的耐受剂量可能很高（大于 80Gy），但同时应该考虑平均照射剂量和接受 30Gy 照射的肝体积两个主要因素的限制，接受 30Gy 照射的肝体积应小于总体肝体积的 60%。

（3）分割方式：单次分割剂量是影响放射性肝病发生的重要因素。大分割放射治疗降低了肝的耐受性，分割次数越少，肝放射性损伤越重。目前关于放射治疗最佳的剂量和分割方式尚无统一结论。

2. 化疗：许多化疗药物除直接对肝造成损害外，还可增强肝对放射线的敏感性。化疗与放射治疗的联合应用可以增加肝损伤，尤其是使用苯丁酸氮芥、白消安或铂类药物时。如果放射治疗是用于骨髓移植的预处理方案，则应尽量降低肝照射剂量，避免移植术前大剂量化疗显著加重放射性肝病。此外，研究发现，氟尿嘧啶类药物似乎不会加重放射治疗相关肝毒性。

（二）肿瘤相关因素

与转移性肝癌患者相比，原发性肝癌患者在接受放射治疗时，发生放射性肝病的风险显著增加，这可能与原发性肝癌患者先前存在的肝硬化或肝炎有关。此外，放射性肝病也与肿瘤大小、肿瘤分期密切相关。

（三）患者相关因素

放射性肝病的高危因素包括肝功能状态、年龄、HBV感染、细胞因子、既往接受过经肝动脉化疗栓塞术（TACE）等。

1. 肝功能状态：肝功能分级是影响放射性肝病发生的独立预后因素。肝硬化患者放射耐受性较低，Child－Pugh分级越差，患者放射性肝病的发生风险越高，肝功能Child－Pugh C级为肝放射治疗的相对禁忌证。

2. 年龄：年龄是放射性肝病发生的重要影响因素。儿童处于生长发育期，肝增殖期细胞较多，对放射线较成人更为敏感，肝放射耐受性差，照射剂量达12Gy以上时，即可发生放射性肝病。在接受SBRT治疗的原发性肝癌患者中，患者年龄在60岁以上也是发生放射性肝病的高危因素。

3. HBV感染：HBV感染并不能直接损伤肝细胞，而是通过诱发宿主免疫应答发生旁路免疫效应损伤肝细胞。照射区域出现肝组织损伤，需通过未受照射的肝组织再生增殖实现代偿，但HBV感染合并肝硬化使肝再生增殖能力减弱，影响代偿性增殖，同时放射治疗可诱导HBV活动，加重肝炎及肝硬化病情，降低肝再生储备能力，易诱发放射性肝病，故在放射治疗期间预防性口服抗病毒药物有利于减少HBV活动，降低放射性肝病的发生率。但HBV感染是否为诱发放射性肝病的独立因素，目前研究尚无定论。

4. 细胞因子：自肝受照射发生炎症反应导致肝细胞坏死，肝星状细胞激活，细胞外基质（ECM）大量分泌并沉积于坏死区，到最终导致肝纤维化形成，在整个过程中有多种细胞因子参与并发挥重要作用。其中TNF－α、TGF－β1和PDGF与放射性肝病关系密切，其机制如前文所述。

5. 既往接受过TACE：TACE可以栓塞肿瘤的动脉血供，减少肿瘤负荷，延缓肿瘤进展。残余肝组织处于增生代偿阶段，肝细胞进入分裂周期，对放射线的敏感性提高，易出现放射性肝病。

五、临床表现

（一）症状与体征

典型放射性肝病为照射后数周至数月出现的临床综合征，患者表现为右上腹不适或疼痛、体重迅速增加、腹围增大、乏力，体格检查发现肝大、腹膜腔积液（腹水）。在轻症患者中，这些体征只能通过腹部超声或CT扫描才能被发现。

（二）辅助检查

1. 影像学检查。

（1）腹部超声：有助于发现轻症或病变早期查体不易发现的少量腹水及轻度肝大，

放射性肝病患者可在照射后的短时间内即出现腹水，而其他肝疾病则多在发生肝硬化后方出现腹水。同时，多普勒超声显示门静脉内血流的方向改变及可能的血栓形成。

（2）CT：平扫显示界限清晰的低密度改变，改变的范围与照射野相对应，而与肝解剖结构无关，可用于放射性肝炎与肝癌的鉴别。动态增强扫描可表现为低密度、等密度和高密度三种类型的改变。

（3）MRI：表现为T2信号增强，T1信号无明显改变或可减弱，且T2信号增强范围与肝照射范围完全一致，与肝小叶的解剖范围无关，考虑为水分增加的结果。MRI改变出现的时间多在照射后4周、照射剂量为36Gy时。典型MRI表现可与其他肝疾病相鉴别。

（4）放射性核素扫描：诊断放射性肝炎的重要手段。照射部位的肝组织内肝巨噬细胞（Kupffer细胞）数量减少、功能减弱、对放射性核素摄入量减少，扫描图像显示肝照射区域的放射性核素稀疏或缺损。该检查较灵敏，可在临床症状出现前即有所表现。

2. 实验室检查：肝酶升高，以血清碱性磷酸酶（AKP）升高为主（超过正常上限2倍），谷草转氨酶（AST）和谷丙转氨酶（ALT）（高于正常上限2倍）以及胆红素轻微上升或相对正常。AKP升高程度与其他肝酶不成比例，初始血清总胆红素水平正常。在肝癌患者中，由放射性肝病引起的AKP升高可能会被肿瘤反应导致的AKP降低所掩盖。外周血淋巴细胞染色体畸变分析可出现染色体体型畸变增高。腹水细胞病理学评估通常提示恶性肿瘤细胞阴性，为血清腹水梯度大于1.1的渗出液。此外，在一些肝炎患者中发现肝炎病毒被重新激活。在与门静脉充血、脾充血和继发性脾功能亢进有关的儿童研究中，发现血小板减少症。

在接受部分肝照射以及肝炎和肝硬化患者中，可能会出现非典型放射性肝病，患者各项实验室指标明显异常，肝功能不断恶化，其血清转氨酶显著升高（正常上限的5倍），而不是碱性磷酸酶升高或肝功能下降（Child－Pugh评分下降大于或等于2分），并可能出现黄疸，表明辐射对肝细胞造成了严重的损伤。

3. 病理学检查：肝活检可观察到VOD特征性病理改变，肝小叶的受累部分可见坏死灶，内皮细胞肿胀，末端肝静脉狭窄，肝血窦充血，实质萎缩，胶原增生。但该检查对有凝血功能改变、血小板减少的患者不适用。

六、诊断及鉴别诊断

1. 早期诊断放射性肝病是极其重要的，其诊断要点归纳如下。

（1）肝受照射病史，剂量一般在30Gy以上。

（2）照射后的数周至数月出现腹水、胸水、右上腹不适或疼痛，合并化疗的患者可有明显黄疸。

（3）肝功能异常，最突出表现为AKP明显升高，伴黄疸者还有胆红素明显升高。

（4）影像学检查出现与照射范围相对应的密度或信号改变影，而与肝解剖结构无关。

（5）肝活检可见VOD等特征性病理改变。

2. 放射性肝病根据其临床表现可进一步分为以下类型。

（1）典型放射性肝病（classical RILD，cRILD）：AKP 升高超过正常上限 2 倍，无黄疸性腹水，肝大。

（2）非典型放射性肝病（non－classical RILD，ncRILD）：AKP 超过正常上限 2 倍，ALT 超过正常上限或治疗前水平 5 倍，肝功能 Child－Pugh 评分下降大于或等于 2 分，但是无肝大和腹水。

3. 放射性肝病应与以下疾病相鉴别。

（1）病毒性肝炎：主要根据流行病学史、症状、体征及实验室检查结果等综合分析，病毒血清学标志物是主要的诊断指标。

（2）药物性肝炎：根据病史以及用药史，参考药物性肝炎的诊断要点诊断。

（3）自身免疫性肝炎：主要根据生化、免疫学、影像学和组织病理学检查等综合诊断。

（4）原发性肝癌：通过受照射史、肿瘤标志物如甲胎蛋白、影像学检查或病理学检查等综合分析诊断。

（5）复发性肝癌：除常规的肿瘤标志物外，MRI 增强扫描两者表现明显不同。复发性肝癌在动脉期强化，静脉期及延迟期迅速廓清，强化持续时间短；而放射性肝病动脉期强化，强化持续时间长，静脉期及延迟期也持续强化。复发性肝癌 CT 扫描显示肝内原有病灶在消失或缩小的基础上又重新出现或增大，或出现新的病灶，且病灶多呈不均质性，有时可见门静脉内有瘤栓。

（6）继发性肝癌：主要根据受照射史、影像学检查及病理学检查和找到肝外原发癌等综合分析诊断。

七、分级

现有研究未针对放射性肝病分级标准达成共识，大多数研究使用 NCI CTCAE 来评估放射治疗后的肝毒性。肝功能衰竭 NCI CTCAE 5.0 版分级标准见表 4－2－1。

表 4－2－1　肝功能衰竭 NCI CTCAE 5.0 版分级标准

级别	临床特征
1	未定义
2	未定义
3	扑翼样震颤、轻度肝性脑病、导致药物性肝损害（DILI）、影响自理性日常生活活动
4	危及生命、中度到重度的肝性脑病、昏迷
5	死亡

八、治疗

放射性肝病的治疗主要为对症支持处理，包括保肝，利尿剂用于液体潴留，镇痛剂用于镇痛，穿刺术用于处理腹水，纠正凝血功能障碍和使用类固醇防止肝充血。嘱低盐、高蛋白、高维生素饮食，注意休息等。近年来，中医药治疗也被报道对降酶、调整肝功能、减轻肝纤维化有一定作用。经上述治疗后，多数患者症状在的 1～2 个月内明显好转，治疗 4 个月后临床症状消失，肝静脉循环重建，肝功能及影像学表现恢复正常，肝活检示肝组织有修复与再生。少数重症患者肝损伤不可逆转，临床表现为持续性黄疸、顽固性腹水及凝血功能障碍，最终死于感染、出血、肝性脑病、肝功能衰竭。

九、预防

临床上目前尚无针对放射性肝病发生的预测性检查手段，故放射治疗前应对患者状态进行全面评估及放射性肝病相关危险因素的预测，以提高对放射性肝病识别的灵敏度。相关研究表明，较晚的肿瘤分期、较大的肿瘤体积、门静脉癌栓、Child－Pugh B 级或者伴有急性肝毒性均为放射性肝病发生的高危因素。研究显示，结合吲哚菁绿 15 分钟滞留率的个体化放射治疗计划可在保障有效照射剂量的情况下降低放射性肝病的发生率，提高肝癌局部控制率，同时应在治疗前尽力纠正肝功能异常及营养不良。目前 3D－CRT、IMRT 和 SBRT 等新技术的应用提供了确定肝照射剂量和体积的可能性，放射性肝病的发生风险可以使用剂量－体积直方图（DVH）参数来估计，如果放射性肝病的发生风险足够高，则应考虑修改治疗计划。放射治疗过程中能够达到对正常肝组织最大限度的保护，在一定程度上减少放射性肝病的发生，在放射治疗期间优化计划，评估患者的个体化门静脉灌注剂量－反应功能和预测放射治疗后的残余肝功能，可以筛选出放射性肝病的高危患者并调整治疗计划。

Child－Pugh 评分是预测慢性肝病患者放射性肝病的重要因素。Child－Pugh 评分小于或等于 7 的患者可耐受放射性肝病，对于放射治疗中肝照射的患者，Child－Pugh 评分大于或等于 6 分是与放射性肝病发生风险增加相关的临床参数。故在治疗过程中每周及治疗后每 1～2 个月对患者的体格检查及血常规、生化等指标的监测是非常重要的。放射治疗后需严密观察受照瘤灶的局控情况及正常组织的副反应。

某些药物对预防放射性肝病有一定作用，抗凝药物可能通过阻止纤维蛋白凝块的形成和减轻肝充血而对急性辐射损伤起到保护作用。暴露在电离辐射下会增加肝中活性氧的产生，降低肝中抗氧化剂的水平，补充硒和维生素 E 可以调节肝的变化。先前研究发现，在接受放射治疗的患者中病毒性肝炎被重新激活，HBV 患者放射治疗后肝副反应发生风险增加，故预防性抗逆转录病毒治疗可降低 HBV 复发的风险，在降低放射性肝病发生风险方面是有效的。

十、总结与推荐

1. 因恶性肿瘤（如肝癌、胃癌、胰腺癌、肺癌或乳腺癌等）而接受上腹部或胸部放射治疗的患者，有发生放射性肝病的风险。

2. 多个因素会影响发生放射性肝病的风险，包括肝照射剂量、照射范围、分割方式、合并化疗、肝功能、年龄等。

3. 典型放射性肝病多发生在放射治疗后 4～8 周，症状包括右上腹不适或疼痛、体重迅速增加、腹围增大、乏力、肝大、腹水等。

4. 影像学检查是诊断放射性肝病的重要手段。腹部 CT 平扫显示界限清晰的低密度改变，改变的范围与照射野相对应，而与肝解剖结构无关，可与肝癌相鉴别。MRI 表现为 T2 信号增强，T1 信号无明显改变或可减弱，且 T2 信号增强范围与肝照射范围完全一致，与肝小叶的解剖范围无关，可与其他肝疾病相鉴别。放射性核素扫描显示肝照射区域的放射性核素稀疏或缺损。

5. 目前针对放射性肝病缺乏有明确预防作用或改变其自然病程的治疗方法，对于放射性肝病的处理基本同病毒性肝炎或肝硬化，主要采取保肝、对症处理。

主要参考文献

[1] ZHOU Y，TANG Y，LIU S，et al. Radiation-induced liver disease：beyond DNA damage [J]. Cell Cycle，2023，22 (5)：506－526.

[2] JUN B，KIM Y，CHEON G，et al. Clinical significance of radiation-induced liver disease after stereotactic body radiation therapy for hepatocellular carcinoma [J]. The Korean Journal of Internal Medicine，2018，33 (6)：1093－1102.

[3] JIA J，SUN J，DUAN X，et al. Clinical values and markers of radiation-induced liver disease for hepatocellular carcinoma with portal vein tumor thrombus treated with stereotactic body radiotherapy [J]. Frontiers in Oncology，2021，14 (11)：760090.

[4] JUNG J，YOON S，KIM S，et al. Radiation-induced liver disease after stereotactic body radiotherapy for small hepatocellular carcinoma：clinical and dose-volumetric parameters [J]. Radiation Oncology，2013，27 (8)：249.

[5] 吕东来，陆林，卢虎生，等. 三维适形放射治疗原发性肝癌患者发生放射性肝损伤相关因素分析 [J]. 实用肝脏病杂志，2017，20 (1)：89－92.

[6] 赵慧杰，包永星. 放射性肝损伤的防治进展 [J]. 肝癌电子杂志，2016，3 (3)：43－46.

[7] 曾昭冲，陈一兴. 原发性肝癌放射治疗专家共识（2020 年版）[J]. 临床肝胆病杂志，2021，37 (2)：296－301.

[8] SOURATI A，AMERI A，MALEKZADEH M. Acute side effects of radiation therapy a guide to management [M]. Switzerland：Springer International Publishing AG，2017.

[9] DE LA PINTA ALONSO C. Radiation-induced liver disease in the era of SBRT：a review [J]. Expert Review of Gastroenterology Hepatology，2020，14 (12)：1195－1201.

[10] TAKAMATSU S，KOZAKA K，KOBAYASHI S，et al. Pathology and images of radiation-induced hepatitis：a review article [J]. Japanese Journal of Radiology，2018，36 (4)：241－256.

[11] 赵增虎，刘静，雒书鹏，等. 放射性肝损伤相关因素研究进展 [J]. 中西医结合肝病杂志，2017，27 (4)：249－251.

[12] 申文江，王绿化. 放射治疗损伤 [M]. 北京：中国医药科技出版社，2001.

[13] 赵增虎，刘俊堂，范青建．放射性肝损伤研究及防治进展［J］．现代肿瘤医学，2011，19（10）：2110－2113.

[14] 中国医师协会肝癌专业委员会．中国肝细胞癌合并门静脉癌栓诊疗指南（2021年版）［J］．中华医学杂志，2022，102（4）：243－254.

[15] 中国临床肿瘤学会指南工作委员会．中国临床肿瘤学会（CSCO）原发性肝癌诊疗指南2022［M］．北京：人民卫生出版社，2022.

[16] 中华人民共和国国家卫生健康委员会医政医管局．原发性肝癌诊疗指南（2022年版）［J］．中国实用外科杂志，2022，42（3）：241－273.

[17] KOAY E，OWEN D，DAS P. Radiation-Induced Liver Disease and Modern Radiotherapy［J］. Seminars in Radiation Oncology，2018，28（4）：321－331.

[18] HUANG Y，CHEN S，FAN C，et al. Clinical parameters for predicting radiation-induced liver disease after intrahepatic reirradiation for hepatocellular carcinoma［J］. Radiation Oncology，2016，11（1）：89.

[19] BENSON R，MADAN R，KILAMBI R，et al. Radiation induced liver disease：a clinical update［J］. Journal of the Egyptian National Cancer Institute，2016，28（1）：7－11.

第三节　放射性小肠炎和放射性结肠炎

一、概述

放射性肠炎（radiation enteritis）是盆腔、腹腔、腹膜后恶性肿瘤患者接受腹部放射治疗时发生的急性肠道并发症。根据放射性炎症发生的解剖位置，放射性可分为放射性小肠炎、放射性结肠炎以及放射性直肠炎。放射性直肠炎将在后续章节详细描述，本章节主要讨论放射性小肠炎以及放射性结肠炎。研究显示，相较于结肠，小肠对放射线更敏感。此外，由于其解剖位置在腹腔内，在腹腔或腹膜后恶性肿瘤放射治疗时更容易受到放射线的影响，导致放射性肠炎的发生。放射性肠炎的发病率报道不一，无法估计确切的发病率数据。放射性肠炎严重影响患者的生活质量及抗肿瘤治疗的依从性。现代精准放射治疗技术可提高对肠道的保护，显著降低放射性肠炎的发生率。但是，放射性肠炎依然是影响腹部放射治疗的主要急性副反应。了解放射性肠炎的病理生理机制、临床症状、诊断及治疗等有助于更好地防治放射性肠炎。

二、发病机制

（一）肠黏膜上皮细胞增殖受抑制

肠黏膜上皮细胞对放射线最为敏感。用以氚标记的胸腺嘧啶进行细胞更新观察，发现肠黏膜的更新是通过位于肠腺隐窝部的未分化细胞增殖完成的，这些细胞在分化后失去分裂能力并逐步移向肠黏膜表面。放射线抑制这些未分化细胞的增殖，使肠黏膜发生特征性的急性病变。

（二）肠黏膜下小动脉受损

肠黏膜下小动脉的内皮细胞对放射线敏感。大剂量放射治疗使血管内皮细胞肿胀、增殖、纤维样变性，引起闭塞性动脉内膜炎和静脉内膜炎，导致肠壁缺血和黏膜糜烂、溃疡。肠道内的细菌侵入使病损进一步发展。

（三）肠壁组织受损

肠壁组织经广泛持续照射后引起水肿，肠壁各层均有成纤维细胞增殖，结缔组织和平滑肌呈透明样变化，最后导致纤维化、肠管狭窄、黏膜面扭曲和断裂，因此放射线产生的肠道改变可从可逆性黏膜结构改变直至慢性纤维增厚，伴有溃疡的肠管甚至引起肠梗阻。

三、发生时间

肠道黏膜初始组织学损伤表现最早可见于照射后几个小时，腹痛及腹泻症状常发生于治疗后 1～2 周（5～12Gy，常规分割）。随着照射剂量的增加，症状有可能会加重，2～4 周会出现白细胞浸润伴隐窝脓肿形成，严重者可出现溃疡。最严重的症状一般出现在放射治疗后 4～5 周。对于绝大多数患者，放射性肠炎的症状一般在放射治疗结束后 2～6 周逐渐缓解。

四、危险因素

（一）照射剂量与方案

总照射剂量、分割剂量、疗程和照射野内的肠道体积，均可影响肠道副反应的发生风险。对于大多数腹部和盆腔恶性肿瘤患者，医师通常要考虑限制照射剂量，从而减轻放射性小肠炎和放射性结肠炎、慢性小肠损伤的发生风险与严重程度，因此必须仔细制订放射治疗计划。如果小肠的受照射体积小，则 5 年 5%的患者出现副反应对应的照射剂量（$TD_{5/5}$）估计是 50Gy。如果治疗剂量限制在 45～50Gy 且分割剂量为 1.8～2.0Gy/d，则严重肠道副反应罕见。

（二）伴随的全身化疗

同步或序贯放化疗可能会增加放射性小肠炎和放射性结肠炎的发生风险。几项纳入了因直肠癌接受上腹部放化疗的患者的研究显示，急性胃肠道副反应的发生率明显增加，且均与小肠受照射体积密切相关。在同步放化疗的患者中，15Gy 以上照射剂量的小肠体积减小可能降低严重腹泻的发生率，改善治疗的耐受性。此外，基于Ⅰ期和Ⅱ期临床研究的数据表明，与含 5－FU 的方案相比，联合奥沙利铂、伊立替康、VEGF 受体和 EGFR 抑制剂等药物时，放射治疗可能会显著增加重度消化道副反应的发生率。

（三）患者相关因素

1. 肠动力减弱：腹内肠动力减弱会增加特定肠段接受的照射剂量，而这种局部照射剂量增加有可能会导致副反应增加。肠动力减弱多见于以下几类患者：女性、老年患者和体型瘦的患者；既往腹部或盆腔手术患者，可导致粘连而减弱肠动力；既往盆腔炎性疾病或子宫内膜异位症患者，可导致瘢痕以及肠动力减弱。

2. 血管疾病：吸烟、糖尿病、高血压及动脉粥样硬化等因素所致血管疾病的患者，发生放射性肠炎的风险似乎更高。

3. 胶原血管病：研究发现，包括类风湿关节炎、系统性红斑狼疮和多发性肌炎在内的胶原血管病的患者发生放射性肠炎的风险可能增加。

4. 炎症性肠病（inflammatory bowel disease，IBD）：研究发现，IBD 患者尤其是处于疾病活动期和（或）控制不佳的情况下，如果接受放射治疗，可能会导致较高的急性和迟发性肠道副反应发生风险。

五、临床表现

（一）症状

典型症状包括腹泻、腹痛、恶心、呕吐及厌食等。

（二）辅助检查

1. 常规检查：包括大便常规、尿常规、血常规、凝血功能、电解质、C－反应蛋白、白蛋白水平及肿瘤标志物等，必要时行大便培养排除其他感染性疾病。

2. 影像学检查：盆腔 MRI 和 CT 不仅可对原发肿瘤进行治疗后评价，还能灵敏地发现病灶以及周围器官、软组织间隙及盆壁、肌群等的放射性损伤情况，并对肠道放射性损伤情况进行进一步的评估。

六、诊断及鉴别诊断

（一）诊断标准

根据患者放射治疗史，若患者在放射治疗期间出现典型症状，应该疑诊为放射性肠炎。对于症状不典型者，或症状较严重，需要与其他肠道疾病相鉴别时，可行肠镜检查诊断。

（二）鉴别诊断

考虑到患者的症状可能不具备特异性，因此患者在放射治疗后如果出现腹部症状，要及时考虑到放射性肠炎的可能，并逐一仔细地与急性感染性肠炎、溃疡性结肠炎、药物反应性肠炎相鉴别，适当调整治疗方案。

七、分级

对于放射性结肠炎的分级，目前主要采用 RTOG/EORTC 放射性结肠炎分级标准，见表 4－3－1。

表 4－3－1　RTOG/EORTC 放射性结肠炎分级标准

分级	症状描述
0	无变化
1	轻微腹泻，轻微痉挛，每天排便 5 次，轻微肠渗液或出血
2	中度腹泻，中度痉挛，每天排便超过 5 次，过多肠渗液或间歇出血
3	需外科处理的阻塞或出血
4	出血，穿孔，窦道

八、治疗

目前放射性肠炎的治疗尚未有统一明确的共识，大多为对症处理，减少病情复发和慢性迁延。从患者心理治疗、饮食、营养方案制订、药物、灌肠、内镜手术等方面予以指导。

本病主要采取支持疗法与对症治疗，治疗原则如下：

1. 急性期应卧床休息。

2. 饮食应限制纤维素摄入，避免进食麸质、牛奶及乳糖。腹泻严重者采用不含麸质和乳糖的要素饮食，可望取得良好的效果。

3. 严重腹泻、吸收不良和明显消瘦者，可予以静脉高营养疗法。严重贫血者可输血。

4. 对于小肠感染引起的吸收不良，可口服抗生素。

放射性肠炎非手术治疗手段及推荐内容见表 4－3－2。

表 4－3－2　放射性肠炎非手术治疗手段及推荐内容

治疗手段	推荐内容	推荐等级
心理治疗	常规对患者进行病情教育，并注意评估心理状态	1C
饮食原则	低纤维素、低脂、高热量、高蛋白质饮食	1C
营养治疗	首选肠内营养治疗，必要时可加用肠外营养补充，可适当加用谷氨酰胺、益生菌和维生素 B_{12}	1B

续表4-3-2

治疗手段	推荐内容	推荐等级
药物治疗	柳氮磺胺吡啶、巴柳氮治疗急性放射性肠炎	1B
	抗生素（甲硝唑、环丙沙星）治疗放射性肠炎出血及腹泻症状	1B
	益生菌治疗放射性肠炎腹泻症状	1B
	抗氧化剂治疗放射性肠炎	1C
	吡咯丁胺治疗放射性肠炎腹泻症状	1A
	生长抑素治疗放射性肠炎腹泻症状	1B
保留灌肠	硫糖铝灌肠治疗出血性放射性肠炎	1C
	类固醇激素灌肠治疗出血性放射性肠炎	1A
	短链脂肪酸灌肠治疗出血性放射性肠炎	2B
	甲硝唑灌肠治疗出血性放射性肠炎	1B
	复方灌肠制剂治疗轻中度出血性放射性肠炎	1B
局部治疗	甲醛治疗出血性放射性肠炎	1B
内镜治疗	氩离子凝固术治疗出血性放射性肠炎	1B
高压氧疗	高压氧疗治疗放射性肠炎	1B

此外，中医药在放射性肠炎中也有应用。中医学认为，早期的胃肠反应是由于放射线照射后致津液耗损，胃肠蕴热，症见恶心、呕吐、食纳减少。治宜养阴和胃。药用旋复花、代赭石降逆止呕，沙参、玉竹、芦根养阴清热，橘皮、竹茹、薏苡仁祛痰和胃。另外还可配合针刺内关、足三里。中医认为肠炎是肠道蕴热，症见腹痛、下坠、大便带脓血。治宜滋阴清热。药用槐角、地榆、败酱草、白头翁、马齿苋解毒清热，白芍、乌梅、山楂酸甘化阴，秦皮收涩止泻。另外，可配合针刺治疗。对放射治疗并发白细胞计数减少者，中医认为是阴虚血少，症见疲乏无力、面色苍白。治宜益气养血。药用黄芪、黄精益气，当归、鸡血藤补血活血，菟丝子、枸杞、紫河车补肾生髓。并发血小板减少者，中医认为是气阴两虚、血热妄行，症见疲乏无力、皮肤黏膜有出血现象。治宜益气养阴，凉血止力。药用黄芪、鳖甲胶、龟板胶、大枣益气养阴，白茅根、丹皮、仙鹤草、小蓟清热止血。

九、预防

（一）技术性预防

当腹部或盆腔接受放射治疗时，难以避免对肠道进行照射。应尝试通过各种技术（如患者体位、使用腹板、膀胱充盈治疗等）减少肠受照射体积，或至少避免高剂量暴露。在3D-CRT和调强适形放射治疗（IMRT）中，俯卧位是保护小肠的合适方法，但当使用容积弧形调强放射治疗（VAMT）时，可能会增加治疗区域的结肠体积。对于使用假体材料（如可吸收网片或盐水填充组织扩张器）或网膜的术后盆腔放射治疗患者，已应用多种手术技术将肠道排除在照射野外。

（二）药物性预防

1. 低乳糖、低脂肪和低纤维素饮食以及益生菌制剂尚处于研究当中，其预防效果有待观察。

2. 现有研究发现，放射治疗前使用氨磷汀和维生素 E，以及放射治疗期间使用血管紧张素转化酶抑制剂（ACEI）和 3－羟甲基戊二酰辅酶 A 还原酶抑制剂（他汀类药物），对放射性小肠炎和放射性结肠炎有一定的预防作用，但有待进一步研究。

3. 谷氨酰胺作为肠上皮细胞的主要能量来源，可以促进细胞增殖，增加黏膜细胞完整性，也有研究报道其对放射性小肠炎和放射性结肠炎有预防作用。

4. 胰岛素样生长因子－Ⅰ（IGF－Ⅰ）对小肠黏膜辐射损伤的保护作用已在动物研究中被证实，需要进一步评估。其他几种药物，包括免疫调节剂（如奥拉齐酮、IL－11）、营养剂［如胰高血糖素样肽－2（glucagon like peptide 2，GLP－2）类似物（teduglutide）］，以及其他生长因子也被文献报道对放射性小肠炎和放射性结肠炎有预防作用。

十、总结与推荐

1. 放射性小肠炎和放射性结肠炎可发生于小肠及结肠照射剂量较高的恶性肿瘤患者。

2. 放射性小肠炎和放射性结肠炎多表现为腹泻、腹痛、恶心、呕吐及厌食等，症状发生于治疗过程中或治疗后不久。大多会在放射治疗结束后 2～6 周缓解，但部分患者会在治疗后数月或数年发生慢性改变。

3. 放射性小肠炎和放射性结肠炎一般可通过放射治疗病史、症状及实验室检查来确诊，但需要注意与各种感染性和非感染性肠炎性病变相鉴别。

4. 在放射治疗前，应努力减少肠受照射体积，或至少避免高剂量暴露，降低放射性小肠炎和放射性结肠炎的发生率。如已经发生放射性小肠炎和放射性结肠炎，治疗原则为对症处理，减少病情复发和慢性迁延。

主要参考文献

［1］GANDLE C，DHINGRA S，AGARWAL S. Radiation-induced enteritis［J］. Clinical Gastroenterology Hepatology，2020，18（3）：a39－a40.

［2］SOURATI A，AMERI A，MALEKZADEH M. Acute side effects of radiation therapy a guide to management［M］. Switzerland：Springer International Publishing AG，2017.

［3］FAN J，LIN B，FAN M，et al. Research progress on the mechanism of radiation enteritis［J］. Frontiers Oncology，2022，5（12）：888962.

［4］黄子健，李纪强，周洁灵，等. 放射性肠炎的诊疗进展［J］. 中国肿瘤临床，

2019，46（21）：1121－1125.

［5］KAO M S. Intestinal complications of radiotherapy in gynecologic malignancy—clinical presentation and managementm［J］. International Journal of Gynaecologiy and Obstetrcs，1995（49 Suppl）：S69－S75.

［6］BAGLAN K L，FRAZIER R C，YAN D，et al. The dose-volume relationship of acute small bowel toxicity from concurrent 5-FU-based chemotherapy and radiation therapy for rectal cancer［J］. International Journal of Radiation Oncology • Biology • Physics，2002，52（1）：176－183.

［7］CZITO B G，WILLETT C G，BENDELL J C，et al. Increased toxicity with gefitinib，capecitabine，and radiation therapy in pancreatic and rectal cancer：phase I trial results［J］. Journal of Clinical Oncology，2006，24（4）：656－662.

［8］RYAN D P，NIEDZWIECKI D，HOLLIS D，et al. Phase Ⅰ/Ⅱ study of preoperative oxaliplatin，fluorouracil，and external-beam radiation therapy in patients with locally advanced rectal cancer：Cancer and Leukemia Group B 89901［J］. Journal of Clinical Oncology，2006，24（16）：2557－2562.

［9］MOHIUDDIN M，WINTER K，MITCHELL E，et al. Randomized phase Ⅱ study of neoadjuvant combined-modality chemoradiation for distal rectal cancer：Radiation Therapy Oncology Group Trial 0012［J］. Journal of Clinical Oncology，2006，24（4）：650－655.

［10］LETSCHERT J G，LEBESQUE J V，ALEMAN B M，et al. The volume effect in radiation-related late small bowel complications：results of a clinical study of the EORTC Radiotherapy Cooperative Group in patients treated for rectal carcinoma［J］. Radiotherapy and Oncology，1994，32（2）：116－123.

［11］EIFEL P J，LEVENBACK C，WHARTON J T，et al. Time course and incidence of late complications in patients treated with radiation therapy for FIGO stage IB carcinoma of the uterine cervix［J］. International Journal of Radiation Oncology • Biology • Physics，1995，32（5）：1289－1300.

［12］吴雨珊，宋依杰，王冰. 放射性肠炎的病理机制、治疗策略及药物研究进展［J］. 中国现代应用药学，2022，39（2）：277－284.

［13］CLASSEN J，BELKA C，PAULSEN F，et al. Radiation-induced gastrointestinal toxicity. Pathophysiology，approaches to treatment and prophylaxis［J］. Strahlentherapie and Onkologie，1998（174 Suppl 3）：82－84.

［14］LOGE L，FLORESCU C，ALVES A，et al. Radiation enteritis：Diagnostic and therapeutic issues［J］. Journal of Viscular Surgery，2020，157（6）：475－485.

［15］YEOH E，HOROWITZ M，RUSSO A，et al. Effect of pelvic irradiation on gastrointestinal function：a prospective longitudinal study［J］. The American Journal of Medicine，1993，95（4）：397－406.

［16］ANDERSON P M，LALLA R V. Glutamine for amelioration of radiation and chemotherapy associated mucositis during cancer therapy [J]. Nutrients, 2020, 12 (6): 1675.

第四节　放射性膀胱炎

一、概述

放射性膀胱炎（radiation cystitis）是放射性膀胱损伤的急性表现，可发生于接受盆腔放射治疗的宫颈癌、前列腺癌、直肠癌及膀胱癌患者。急性放射性膀胱炎主要是由膀胱黏膜损伤引起的，以黏膜水肿、充血和炎症为主要病变特征，常常表现出尿频、尿急、排尿困难、夜尿、血尿等症状，严重影响患者的生活质量。由于放射技术、时间-剂量-体积参数、症状的主观性以及评估放射性膀胱炎的研究在收集和报告患者数据方面的多样性，现有研究报告的放射性膀胱炎的发病率差异较大，为 9.1%～80.0%。新的放射治疗技术如调强适形放射治疗、立体定向放射治疗（stereotactic radiotherapy, SRT）和近距离放射治疗（brachytherapy, BT）等的临床应用，可以在较小体积内提供更有效的剂量，降低膀胱的照射剂量，减少放射性膀胱炎的发生，显著改善治疗耐受性。但是，由于膀胱对放射线敏感性高，接受盆腔放射治疗的患者中，放射性膀胱炎仍然有较高的发生率。

二、发病机制

膀胱壁由三层组织构成，由内向外依次为黏膜层（尿路上皮、基底膜和固有层）、肌层和浆膜层（外膜）。膀胱的尿路上皮是一种移行上皮，尿路上皮最表层的细胞被称为伞细胞或盖细胞，它们通过紧密的细胞连接维持上皮表面的完整性。伞细胞的顶端膜几乎完全被尿空斑蛋白（uroplakins, UP）和腔内带负电荷的糖胺聚糖（GAG）覆盖。其中，UPⅢ是尿空斑蛋白的主要亚基，在尿路上皮结构的完整性中起着关键作用。伞细胞之间的紧密连接、尿空斑蛋白和糖胺聚糖层对膀胱黏膜中的电解质和非电解质尿液形成有效的屏障。

盆腔肿瘤患者在接受放射治疗时，膀胱的尿路上皮屏障受到辐射的影响。已有研究报道，在放射性膀胱炎患者中发现伞细胞数量减少、浅表 UPⅢ丢失、糖胺聚糖层损伤。尿路上皮在放射暴露后，中间层及基底层细胞出现损伤，上皮细胞开始脱落，失去上皮的保护和渗透性屏障作用，尿液中的大量水分和尿素渗入膀胱壁的平滑肌层，通过诱导炎症反应产生更多损伤。炎症反应过程中，相关炎症介质刺激膀胱壁内的神经末梢，使神经过度兴奋，逼尿肌功能紊乱，出现膀胱刺激征（尿频、尿急、尿痛）和血尿。同时，血管内皮细胞出现水肿、增殖、损伤，血管管周纤维化，导致血管闭塞和局部膀胱缺血。正常的膀胱平滑肌细胞水肿、损伤，被成纤维细胞替代，引起胶原蛋白沉积，导致膀胱容积减少，顺应性降低。受损的尿路上皮屏障也容易受到二次感染而产生更多的损伤。

三、发生时间

放射性膀胱炎在临床上的发生时间具有较大的差异性。一般情况下，在放射治疗6个月内会出现急性症状，而治疗6个月～2年出现亚急性症状，治疗1～10年出现慢性症状，大部分慢性膀胱炎患者在放射治疗后2～5年发病，最长可达20年。研究发现，当放射线对前列腺、宫颈以及子宫等部位的恶性肿瘤进行照射时，会不同程度地损伤膀胱，并且在盆腔照射3～4周或更短时间内，有50％～60％的患者会出现放射性膀胱炎。当急性放射性膀胱炎发生在放射治疗期间时，症状通常在治疗完成后1～2周消退，前提是排除其他病因（如叠加的泌尿道感染）。

四、危险因素

（一）治疗相关因素

1. 放射治疗：放射性膀胱炎的发生和严重程度取决于放射治疗相关因素。照射总剂量、膀胱的受照射体积及分割方案均与放射性膀胱炎的发生密切相关。

（1）研究发现，照射总剂量与放射性膀胱炎的发生成正比。在接受70Gy照射的患者中，50％会发生放射性膀胱炎，而接受60Gy照射患者的发生率则较低，一般为5％。多数学者认为，膀胱组织对放射线的耐受剂量为60Gy，并且在对宫颈癌患者进行腔内治疗时，照射剂量应该小于50Gy。放射性膀胱炎的发生亦与个人对放射线耐受程度以及设备性能、防护措施有关。

（2）多项研究证实，临床上通过实施三维适形放射治疗（3D－CRT）和调强适形放射治疗可以保留部分膀胱，这部分膀胱体积接受低剂量照射或无照射，上述精准放射治疗技术显著减少了急性泌尿生殖系统副反应的发生。

（3）临床数据表明，当分割剂量小于2Gy时，放射性膀胱炎的发生风险增加。

2. 伴随的全身激素治疗：研究表明，在前列腺癌患者中使用激素治疗与更多的急性泌尿生殖系统副反应相关。

注意：研究表明，与单纯放射治疗相比，放射治疗联合化疗可以显著改善盆腔肿瘤的治疗效果，却并未显著增加放射性膀胱炎的风险。

（二）肿瘤相关因素

肿瘤的解剖部位与放射性膀胱炎的发生有关。宫颈癌放射治疗患者发生放射性膀胱炎的概率较高。

（三）患者相关因素

患者放射治疗前泌尿生殖系统的基础疾病与放射性膀胱炎的发生密切相关。2级及以上急性泌尿生殖系统副反应、使用雄激素剥夺治疗，以及经尿道前列腺切除手术史等均可以使放射性膀胱炎的发病风险增加。此外，其他患者相关因素如年龄、糖尿病、吸烟等尚未见报道与急性放射性膀胱炎的发生相关，但是有研究报道，合并高血压、糖尿病、腹部手术史、接受同步化疗的患者发生慢性放射性膀胱炎的风险更高。

五、临床表现

急性放射性膀胱炎的主要临床表现为白天和夜间尿频、尿急，排尿困难，夜尿增多，少数患者也可能出现膀胱痉挛、膀胱疼痛和血尿等症状。慢性放射性膀胱炎则以持续或反复肉眼血尿为主要症状，程度可从轻度到危及生命，多伴有尿频、尿急、尿痛等膀胱刺激征，并伴有下腹耻骨上膀胱区的触痛。少数患者可因膀胱内血凝块导致尿道堵塞。随着病程进展，可出现膀胱出血、溃疡穿孔、膀胱－阴道（直肠）瘘等严重并发症。

六、诊断及鉴别诊断

（一）诊断标准

临床上在对放射性膀胱炎进行诊断时，采用病史、临床表现及辅助检查相结合的方法。

1. 病史：放射性膀胱炎患者必须有明确的盆腔放射治疗史。

2. 临床表现：可出现突发性、反复性肉眼血尿，或伴尿频、尿急、尿痛等膀胱刺激征，严重者可导致排尿困难、急性尿潴留、失血性贫血等。

3. 辅助检查：常见的有超声、CT 及膀胱镜。其中超声可见膀胱壁增厚、内壁毛糙，以后壁三角区最为显著；CT 可见后壁三角区明显增厚隆起及原发病灶；膀胱镜及活检可作为“金标准”，可见水疱状改变、出血点、溃疡、团状隆起等。

（二）鉴别诊断

1. 肉眼血尿：除尿路出血外，很多临床情况都可见间断性红棕色尿液，如泌尿系统结石、肿瘤、尿石病等。

2. 感染性膀胱炎：癌症患者的感染性膀胱炎由细菌和罕见病原体等引起，细菌通常可感染免疫功能正常的患者。细菌性膀胱炎患者的尿液检查通常可见白细胞和少量红细胞，但化疗后中性粒细胞减少的患者尿液中未见白细胞也不能排除泌尿道感染。免疫功能正常者尿液细菌菌落计数超过 10 万时，即可诊断为泌尿道感染。

3. 膀胱肿瘤侵犯：其包括盆腔放射治疗的原发性肿瘤等直接浸润邻近器官、原发性膀胱癌局部复发、可能与既往放射治疗有关的膀胱继发性肿瘤。确诊方法一般是适当的影像学检查、尿细胞学检查、膀胱镜检查，初始评估提示有活检指征时还包括膀胱镜下活检。

七、分级

RTOG/EORTC 放射性膀胱炎分级标准见表 4－4－1。

表 4-4-1 RTOG/EORTC 放射性膀胱炎分级标准

级别	急性期
0	无辐射效应
1	排尿频率或夜尿次数是平常的 2 倍；排尿困难，尿急，但不需要用药
2	排尿或夜尿频率每一个多小时一次；排尿困难，尿急，膀胱痉挛，需要用局部麻醉药（如 pyridium）
3	尿频伴尿急，夜尿每小时一次或更加频繁；排尿困难，骨盆疼痛或膀胱痉挛，需要规律、频繁地使用麻醉药；肉眼血尿，可伴有血凝块
4	血尿且需要输血；急性膀胱梗阻，并非继发于血凝块、溃疡或坏死

八、治疗

急性放射性膀胱炎通常发生在放射治疗期间或放射治疗结束后不久，临床症状通常具有自限性，很少在放射治疗后持续超过 3 个月。因此，急性放射性膀胱炎主要采取对症支持治疗，使用抗胆碱能药物缓解症状是主要方法。经常使用的药物如下。

（一）抗胆碱能药物

抗胆碱能药物可以阻断乙酰胆碱对毒蕈碱受体的作用，抑制膀胱逼尿肌的收缩，解除膀胱逼尿肌痉挛，达到缓解膀胱刺激征的目的。

奥昔布宁（oxybutynin）和托特罗定（tolterodine）被广泛用于治疗膀胱过度活动症（overactive bladder，OAB）。它们是非特异性的抗胆碱能药物，也可作用于身体其他部位引起口干、眼干、便秘、恶心等副反应。奥昔布宁和托特罗定对患者症状改善的效果相似，但托特罗定发生口干等不良反应的风险较低且具有更好的耐受性。此外，它们的缓释制剂和速释制剂相比，具有相似的疗效，但发生口干的风险较低。奥昔布宁和托特罗定禁用于胃或尿路梗阻或潴留、麻痹性肠梗阻、重度溃疡性结肠炎和闭角型青光眼患者。

此外，两种较新的药物是索利那新（solifenacin）和非索罗定（fesoterodine）。与托特罗定相比，索利那新的疗效更好且发生口干的风险更低，非索罗定的疗效优于托特罗定缓释片，但发生副反应的风险较高。

（二）α_1 受体拮抗剂

α_1 受体拮抗剂可选择性地诱导逼尿肌舒张，改善膀胱顺应性，从而缓解急性放射性膀胱炎的症状。坦索罗辛（tamsulosin）作为一种 α_1A 特异性受体拮抗剂，相较于其他 α_1 受体拮抗剂如哌唑嗪，具有更可接受的副反应和更高的患者满意度，常常被作为治疗的首选药物。同时，有研究表明，联合使用 α_1 受体拮抗剂和抗胆碱能药物比单独使用其中任何一种药物更有效。坦索罗辛在冠心病患者中应谨慎使用。

（三）镇痛药

非那吡啶（phenazopyridine）口服后迅速吸收，大部分以原型的形式排出，可在膀胱内聚集起到诱导局部镇痛的作用，用以缓解尿路感染或刺激引起的泌尿道疼痛、尿道口烧灼感、尿急、尿频等不适症状。非那吡啶为咖啡色糖衣片，除去糖衣后为褐红色，用药后会引起尿液变橙红色，属于正常现象，停药后橙红色即可消失。对非那吡啶过敏、肾功能不全、重型肝炎的患者禁用。

（四）膀胱灌注 GAG

如前所述，在放射性膀胱炎的发病机制中发现了 GAG 层的损伤。在接受放射治疗的盆腔肿瘤患者中，膀胱灌注 GAG（包括透明质酸和硫酸软骨素），可以减轻放射性膀胱炎的症状。GAG 可以与受损的膀胱表面结合，GAG 分子不能被吸收进入体内，因此不穿透膀胱壁而滞留在黏膜表面，防止尿路刺激物对细胞的损伤。有综述表明，少量随机对照试验证实了膀胱灌注 GAG 在晚期放射性膀胱炎中的有效性，但仍然需要更多的试验来确定这些药物在急性放射性膀胱炎中的益处。

九、预防

放射性膀胱损伤的急性症状通常是自限性且可治愈的，但这些症状的预防很重要，因为这些症状显著影响了患者的生活质量，并增加晚期副反应的发生率。

（一）膀胱保留放射治疗技术

临床上在预防放射性膀胱炎时，以避免膀胱照射过量作为基本原则，根据患者的膀胱组织耐受量，制订个性化放射治疗方案，从而降低膀胱照射剂量。多数学者认为，膀胱组织对放射线的耐受剂量为 60Gy。对于宫颈癌患者，其腔内照射剂量应该小于 50Gy，并且应该在结束全盆野放射治疗后进行，治疗过程中，要对偏位子宫进行纠正，适当填塞，对膀胱进行保护。研究表明，直肠癌中接受 35Gy 及以上剂量照射的膀胱体积与急性放射性膀胱炎发生风险显著相关。

随着调强适形放射治疗、图像引导放射治疗（image-guided radiotherapy，IGRT）等新的放射治疗技术的引入，治疗的适形性和正常组织的保护得到改善，放射治疗相关副反应的发生风险降低。与 3D-CRT 相比，采用这种高度适形放射治疗技术的前列腺癌、宫颈癌、直肠癌的患者的急性放射性膀胱炎发生率显著降低。

（二）氨磷汀

氨磷汀通过产生巯基清除放射治疗过程中产生的自由基，保护正常器官和组织免受放射治疗引起的氧化损伤。氨磷汀在预防放射治疗所致急性放射性膀胱炎方面具有潜在价值。一项随机试验纳入了 205 例晚期盆腔恶性肿瘤放射治疗患者，将其随机分为氨磷汀组（放射治疗前 15～30 分钟用药，每天 340mg/m^2，持续 3～5 分钟）和无氨磷汀组。4 周时，氨磷汀组 2 级以上急性放射性膀胱炎的发生率显著更低（5% vs 14%），7 周时差异更明显（0 vs 33%）。这项随机试验的结果支持氨磷汀在减少盆腔恶性肿瘤患者放射治疗引起的急性放射性膀胱炎方面的作用。尽管本试验显示氨磷汀有效，但其尚未在临床上用于现代放射治疗方案，氨磷汀预防急性放射性膀胱炎的作用还有待进一步研究。

十、总结与推荐

放射性膀胱炎可发生于接受盆腔放射治疗的恶性肿瘤（如宫颈癌、直肠癌及前列腺癌等）患者。多个因素影响放射性膀胱炎发生的风险，包括放射治疗技术、分割方案、膀胱照射剂量等。通过现代精准放射治疗技术降低膀胱照射剂量，可有效减少放射性膀胱炎的发生。

急性放射性膀胱炎的常见症状为尿频、尿急、排尿困难、夜尿、血尿等。急性放射性膀胱炎主要通过盆腔放射治疗史、临床症状及影像学检查明确诊断。

急性放射性膀胱炎大多为自限性，治疗上主要为对症支持治疗。常用治疗方法包括抗胆碱能药物、α_1 受体拮抗剂、镇痛药物及膀胱灌注 GAG（包括透明质酸和硫酸软骨素）等。

主要参考文献

[1] HELISSEY C, CAVALLERO S, BROSSARD C, et al. Chronic inflammation and radiation-induced cystitis: molecular background and therapeutic perspectives [J]. Cells, 2020, 10 (1): 21.

[2] MARTIN S E, BEGUN E M, SAMIR E, et al. Incidence and morbidity of radiation-induced hemorrhagic cystitis in prostate cancer [J]. Urology, 2019 (131): 190−195.

[3] HANSONG W, YONGNING W, MANPING C. Advances in bacteria-related pathogenic factors in urinary tract infections [J]. Chinese Journal of Microbiology and Immunology, 2021, 41 (4): 322−326.

[4] JANSSEN D, SCHALKEN J, TEN D G, et al. 1036 the urothelial cell-line rt4 expresses a glycosaminoglycan (gag) layer on its outer surface; an in vitro model for the bladder gag-layer [J]. Journal of Urology, 2010, 183 (4S): e403−e403.

[5] HU P, DENG F M, LIANG F X, et al. Ablation of uroplakin Ⅲ gene results in small urothelial plaques, urothelial leakage, and vesicoureteral reflux [J]. The Journal of Cell Biology, 2000, 151 (5): 961−972.

[6] STEWART F A. Mechanism of bladder damage and repair after treatment with radiation and cytostatic drugs [J]. The British Journal of Cancer Supplement, 1986 (7): 280−291.

[7] JAAL J, DÖRR W. Radiation-induced damage to mouse urothelial barrier [J]. Radiotherapy and Oncology: Journal of the European Society for Therapeutic Radiology and Oncology, 2006, 80 (2): 250−256.

[8] 范丹峰，胡慧军. 放射性膀胱炎的高压氧治疗研究进展 [J]. 东南国防医药，2021，23 (5)：516-519.

[9] 王伟，杨建军，杨关天，等. 放射性膀胱炎的治疗进展 [J]. 临床泌尿外科杂志，2019，34 (6)：489-492.

[10] 宋磊. 局部晚期宫颈癌手术所致泌尿系统损伤的处理 [J]. 中国实用妇科与产科杂志，2018，34 (11)：1220-1223.

[11] 朱虹，刘小波，王晓玲，等. 高压氧舱内不同压力治疗出血放射性膀胱炎的效果观察 [J]. 中国当代医药，2014，21 (13)：150-152.

[12] 崔崳，米振国. 放射性膀胱炎的诊断和治疗 [J]. 山西医科大学学报，2007 (5)：460-463.

[13] MICHALSKI J M, YAN Y, WATKINS-BRUNER D, et al. Preliminary toxicity analysis of 3-dimensional conformal radiation therapy versus intensity modulated radiation therapy on the high-dose arm of the Radiation Therapy Oncology Group 0126 prostate cancer trial [J]. International Journal of Radiation Oncology • Biology • Physics, 2013, 87 (5): 932-938.

[14] VORA S A, WONG W W, SCHILD S E, et al. Analysis of biochemical control and prognostic factors in patients treated with either low-dose three-dimensional conformal radiation therapy or high-dose intensity-modulated radiotherapy for localized prostate cancer [J]. International Journal of Radiation Oncology • Biology • Physics, 2007, 68 (4): 1053-1058.

[15] MARKS L B, CARROLL P R, DUGAN T C, et al. The response of the urinary bladder, urethra, and ureter to radiation and chemotherapy [J]. International Journal of Radiation Oncology • Biology • Physics, 1995, 31 (5): 1257-1280.

[16] MORRIS M, EIFEL P J, LU J, et al. Pelvic radiation with concurrent chemotherapy compared with pelvic and para-aortic radiation for high-risk cervical cancer [J]. The New England Journal of Medicine, 1999, 340 (15): 1137-1143.

[17] JAMES N D, HUSSAIN S A, HALL E, et al. Radiotherapy with or without chemotherapy in muscle-invasive bladder cancer [J]. The New England Journal of Medicine, 2012, 366 (16): 1477-1488.

[18] PEETERS S T H, HOOGEMAN M S, HEEMSBERGEN W D, et al. Volume and hormonal effects for acute side effects of rectum and bladder during conformal radiotherapy for prostate cancer [J]. International Journal of Radiation Oncology • Biology • Physics, 2005, 63 (4): 1142-1152.

[19] 段晶晶，孔为民. 放射性膀胱炎的诊治进展 [J]. 医学综述，2015，21 (14)：2588-2590.

[20] COX J D, STETZ J, PAJAK T F. Toxicity criteria of the Radiation Therapy

Oncology Group (RTOG) and the European Organization for Research and Treatment of Cancer (EORTC) [J]. International Journal of Radiation Oncology · Biology · Physics, 1995, 31 (5): 1341－1346.

[21] MADHUVRATA P, CODY J D, ELLIS G, et al. Which anticholinergic drug for overactive bladder symptoms in adults [J]. The Cochrane Database of Systematic Reviews, 2012, 18 (1): CD005429.

[22] HESCH K. Agents for treatment of overactive bladder: a therapeutic class review [J]. Proceedings (Baylor University Medical Center), 2007, 20 (3): 307－314.

[23] HAJEBRAHIMI S, ASRBADR Y A, AZARIPOUR A, et al. Effect of tamsulosin versus prazosin on clinical and urodynamic parameters in women with voiding difficulty: a randomized clinical trial [J]. International Journal of General Medicine, 2011, 11 (4): 35－39.

[24] RUGGIERI M R, BRAVERMAN A S, PONTARI M A. Combined use of alpha-adrenergic and muscarinic antagonists for the treatment of voiding dysfunction [J]. The Journal of Urology, 2005, 174 (5): 1743－1748.

[25] KYKER K D, COFFMAN J, HURST R E. Exogenous glycosaminoglycans coat damaged bladder surfaces in experimentally damaged mouse bladder [J]. BioMedCentral Urology, 2005, 23 (5): 4.

[26] MADERSBACHER H, VAN OPHOVEN A, VAN KERREBROECK PEVA. GAG layer replenishment therapy for chronic forms of cystitis with intravesical glycosaminoglycans-a review [J]. Neurourology and Urodynamics, 2013, 32 (1): 9－18.

[27] APPELT A L, BENTZEN S M, JAKOBSEN A, et al. Dose-response of acute urinary toxicity of long-course preoperative chemoradiotherapy for rectal cancer [J]. Acta Oncologica (Stockholm, Sweden), 2015, 54 (2): 179－186.

[28] GILL S, THOMAS J, FOX C, et al. Acute toxicity in prostate cancer patients treated with and without image-guided radiotherapy [J]. Radiation Oncology (London, England), 2011, 28 (6): 145.

[29] ARBEA L, RAMOS L I, MARTÍNEZ-MONGE R, et al. Intensity-modulated radiation therapy (IMRT) vs. 3D conformal radiotherapy (3DCRT) in locally advanced rectal cancer (LARC): dosimetric comparison and clinical implications [J]. Radiation Oncology (London, England), 2010, 26 (5): 17.

[30] ATHANASSIOU H, ANTONADOU D, COLIARAKIS N, et al. Protective effect of amifostine during fractionated radiotherapy in patients with pelvic carcinomas: results of a randomized trial [J]. International Journal of Radiation Oncology · Biology · Physics, 2003, 56 (4): 1154－1160.

第五节 放射性直肠炎

一、概述

放射性直肠炎（radiation proctitis，RP）是直肠受到放射治疗后发生的急性损伤，可发生于接受盆腔部位放射治疗的宫颈癌、子宫内膜癌、卵巢癌、前列腺癌、直肠癌、膀胱癌的患者。由于急性放射性直肠炎的定义和报道存在差异，目前无急性放射性直肠炎发病率的确切可靠数据。有研究发现，在近距离放射治疗患者中，急性放射性直肠炎的发病率为8%～13%，近距离放射治疗与其他方法联合治疗的情况下，发病率可达21%。慢性放射性直肠炎可能在急性放射性直肠炎之后发生，以血管扩张所致出血为主要特征，也可以表现为直肠上皮损伤伴轻度炎症。放射性直肠炎严重影响患者的治疗依从性和生活质量，如治疗和护理及时得当，可缩短病程，减轻患者的痛苦和经济负担，提高其生活质量。

二、发病机制

消化道上皮的增殖率很高，因此易受放射治疗和化疗的伤害。放射治疗主要影响黏膜干细胞，造成黏膜干细胞储备量减少，上皮不能及时增殖更新。这会导致黏膜脱落伴肠道炎症、水肿，进而发生糜烂、溃疡。急性放射性直肠炎是由辐射暴露直接损伤黏膜导致。

三、发生时间

放射性直肠炎的早期症状可发生于放射治疗开始后的1～2周（10～20Gy，常规分割），症状会贯穿整个放射治疗过程，并且会随着照射剂量的增加而有所加重。包括直肠肛门功能异常在内的放射性直肠炎症状大多在放射治疗结束2～3个月后消退。

四、危险因素

（一）放射治疗

放射性直肠炎的危险因素包括照射剂量、暴露体积和照射方式。照射剂量小于45Gy时极少出现长期的放射治疗副反应，照射剂量介于45～70Gy会导致更多副反应，剂量大于70Gy会导致显著和长期的辐射周围区域损伤。此外，照射方式也是影响放射性直肠炎发生风险的重要因素。如前文所述，近距离照射导致放射性直肠炎发病率低，相对而言，通过直线加速器实现的外照射放射治疗导致周围器官的放射性暴露显著增加，会导致放射性直肠炎发病率增加。新的放射治疗技术，如IMRT、VAMT及质子重离子治疗等在最大限度地增加肿瘤照射剂量的同时，尽量减少直肠照射剂量，降低放射性直肠炎的发病率。

（二）其他因素

其他潜在危险因素包括炎症性肠病、HIV/AIDS等，它们可能增加黏膜对放射副反应的易感性。此外，有研究显示，基因遗传易感性也与放射性直肠炎的发生有一定关系。

五、临床表现

放射性直肠炎的症状包括腹痛或盆腔疼痛、便频、便急、腹泻、里急后重等，偶见直肠出血。上述症状通常在放射治疗结束后2～3个月消退。有时会合并泌尿生殖道和小肠损伤的相关症状。合并直肠－阴道瘘的患者可出现气体或粪便不受控制地从阴道排出、阴道分泌物恶臭和粪便污染内衣等状况。

六、诊断及鉴别诊断

（一）诊断标准

1. 临床症状：患者在放射治疗期间或者放射治疗结束后6周内出现腹痛，伴腹泻、黏液便、排便急迫或里急后重及出血等症状，符合放射性直肠炎的表现。

2. 体格检查：全面细致的全身体格检查十分必要。腹部是查体的重点，注意肠型、压痛、包块和肠鸣音的特点，避免漏诊。对于原发妇科肿瘤患者，双合诊有助于了解肿瘤状态及潜在直肠－阴道瘘的可能。

3. 实验室检查：大便常规、尿常规、血常规、凝血功能、电解质、C－反应蛋白，必要时可行大便培养。

4. 结肠镜检查：放射性直肠炎无特异性内镜表现。急性放射性直肠炎内镜表现包括黏膜充血红肿，可能伴有溃疡或脱落。不推荐常规镜下活检，因为组织愈合能力差，活检带来的损伤可迁延不愈，造成医源性溃疡甚至穿孔。但必要时活检可用于排除肠道恶性肿瘤的干扰。

5. 特殊合并症患者：合并直肠－阴道瘘或肛门－阴道瘘的患者均应接受阴道检查。如果通过阴道检查难以确定瘘管开口位置，可采用阴道镜检查。泪管探针或银丝探针也可用来辅助识别瘘管，可将几滴亚甲蓝染料与润滑剂混合，然后揉进直肠前壁。或者用温盐水和几滴亚甲蓝染料混合制成灌肠剂，将其用生殖泌尿科注射器缓缓注入直肠。使用过氧化物溶液可以避免组织被染色。若不能轻易看见瘘管，可将患者臀部抬高，将水注入阴道后部，然后用注射器连接Robertson导管，将50～100mL空气注入直肠。空气会从小的瘘管向前方通过，在阴道的液体中形成气泡。直肠镜或肛门直肠窥器可能有助于观察直肠侧的瘘管。超声内镜或者MRI可能有助于直肠－阴道瘘或者肛门－阴道瘘的诊断。

（二）鉴别诊断

诊断放射性直肠炎时需要注意与各种感染性和非感染性直肠炎性病变相鉴别。

1. 急性感染性肠炎：由各种细菌如志贺菌、空肠弯曲杆菌、沙门菌、大肠埃希菌（大肠杆菌）、耶尔森菌等引起，常有流行病学特点（不洁食物摄入史或疫区接触史），急性起病常伴发热和腹痛，具有自限性；抗菌药物治疗有效；大便检出病原体可确诊。

2. 溃疡性结肠炎：溃疡性结肠炎也可以出现腹泻、便血、便急、里急后重等症状，并且肠道病理活检可以发现黏膜损伤及急、慢性炎症表现。但是溃疡性结肠炎病变节段往往不局限于照射野，可延伸至乙状结肠乃至全结肠，并可伴有皮肤、黏膜、关节、眼、肝胆的表现。

3. 转流性直肠炎：转流性直肠炎是一种与大便转流相关的直肠病变，病因不明，临床症状包括直肠出血、里急后重、黏液血便、盆腹腔疼痛及低热等，常发生在大便转流术后 3～36 个月，关瘘后症状可缓解或消失。放射性直肠炎造口后出现的症状需要与转流性直肠炎相鉴别。转流性直肠炎病理切片可见肠壁淋巴滤泡增生，且患者症状在关瘘后会缓解。

4. 其他：真菌性肠炎、抗菌药物相关性肠炎、缺血性肠炎、嗜酸性粒细胞肠炎、过敏性紫癜、白塞病以及 HIV 感染合并的直肠病变应与本病相鉴别。

七、分级

（一）临床症状分级

目前主要采用 RTOG/EORTC 放射性直肠炎临床症状分级标准，见表 4－5－1。

表 4－5－1　RTOG/EORTC 放射性直肠炎临床症状分级标准

分级	症状描述
0	无变化
1	轻微腹泻，轻微痉挛，每天排便不超过 5 次，轻微肠渗液或出血
2	中度腹泻，中度痉挛，每天排便超过 5 次，过多肠渗液或间歇出血
3	需外科处理的阻塞或出血
4	出血，穿孔，窦道

（二）病理分级

为了更好地评价放射性直肠炎患者的病理改变，Langberg 等设计了一份半定量放射性肠道损伤评分表，从黏膜溃疡累及深度、炎症细胞浸润程度、肠壁水肿程度、黏膜下层纤维化程度及肠壁血管狭窄程度 5 个方面对放射性直肠炎病理切片进行评分，每项分值 0～2 分或 0～3 分，分值越高，损伤越重，这份量表及其变体现已较广泛地用于评估放射性直肠炎动物模型的病理损伤。放射性直肠炎病理分级见表 4－5－2。

表 4－5－2　放射性直肠炎病理分级

症状	病理学表现	赋分
黏膜溃疡	无溃疡	0
	溃疡局限在黏膜层	1
	溃疡累及黏膜下层	2
炎症细胞浸润	正常	0
	黏膜层或黏膜下层局灶性分布	1
	黏膜层或黏膜下层广泛分布	2
肠壁水肿	无水肿	0
	水肿	1
黏膜下层纤维化	正常	0
	胶原纤维轻度增加	1
	致密型纤维显著增多，血管壁透明变性	2
肠壁血管狭窄	正常	0
	25%～49%狭窄	1
	50%～75%狭窄	2
	76%以上狭窄	3

八、治疗

总而言之，在放射性直肠炎的治疗决策中，应充分考虑疾病的自限性特点，综合临床症状与内镜表现，尽可能通过非手术治疗缓解主要症状，避免严重并发症的发生，把改善患者的长期生活质量作为治疗的最终目标。

（一）心理治疗

放射性直肠炎患者易出现抑郁、焦虑等不良情绪，与患者做好交流，耐心讲解放射性直肠炎病变程度和疾病发展规律，讲解手术的必要性，建立“患友会”让患者相互了解病情，有助于减轻其紧张、恐惧、抑郁、信心不足等心理问题。

（二）饮食原则

放射性直肠炎患者建议采用低纤维素、低脂、高热量以及高蛋白质饮食。低纤维素饮食可以改善放射治疗引起的腹泻症状，也可避免坚硬粪便反复摩擦受损直肠黏膜，造成疼痛和出血。低脂饮食可减轻肠道不适症状。高热量、高蛋白质饮食可以逆转营养不良，为机体提供必要的能量。限制乳糖摄入对于放射性直肠炎患者，尤其是合并乳糖不耐受的患者来讲，可以减轻腹泻等症状。

（三）药物治疗

1. 抗炎类药物：临床上常见的用于治疗放射性直肠炎的抗炎类药物包括非甾体抗炎药（柳氮磺胺吡啶、巴柳氮、美沙拉嗪、奥沙拉嗪等）及皮质类固醇药物（泼尼松龙、倍他米松及氢化可的松）。非甾体抗炎药既可单独使用，也可搭配皮质类固醇药物一起使用，给药途径包括口服和保留灌肠。目前，关于抗炎类药物治疗放射性直肠炎的具体机制尚不清楚，有待进一步研究明确。

2. 抗生素类药物：放射治疗损伤肠道黏膜屏障可能导致肠道菌群易位、菌群种类比例失调及肠道细菌异常增殖，这些改变可能与放射性直肠炎患者的腹胀、腹泻等症状有关。如果怀疑细菌过度增殖，尝试给予7～10天的抗生素治疗，往往可以缓解腹胀、腹泻等症状。相比于治疗，确诊肠道细菌过度增殖显得更为重要，因为抗生素有时也会导致患者出现腹痛、腹泻。此外，在临床工作中，除非是已知的敏感细菌，抗生素的选择通常是经验性用药，有时可能需要给予多种抗生素并且反复循环用药。

3. 益生菌：放射治疗可破坏肠腔内部正常的微生态结构，导致肠道菌群失衡。益生菌可维持肠道菌群平衡，恢复肠腔正常pH值，缓解腹泻等症状。临床上常用的益生菌包括乳杆菌、双歧杆菌、肠球菌及乳酸菌。现有的临床研究显示，使用益生菌能够显著降低患者放射治疗期间腹泻的发生风险。对于益生菌能否对放射性直肠炎的其他常见症状如便血、肛门疼痛、里急后重等也起到治疗作用，目前还缺乏相应的临床证据支持。

4. 抗氧化剂：电离辐射可诱导大量氧自由基产生，进而造成细胞损伤。具有抗氧化作用的维生素A、维生素C、维生素E等可用于放射性直肠炎的缓解。

5. 止泻药物：腹泻是放射性直肠炎的主要临床表现，止泻药物在治疗放射治疗引起的腹泻中发挥着重要作用。止泻药物尽管可以改善患者的临床症状，但并不能解除病因，停止使用止泻药物后，患者的腹泻症状可能复发。

6. 生长抑素：常用于对消化道出血的止血，对放射性直肠炎引起的出血、肠瘘、腹泻、肠梗阻亦有较好的效果。

（四）灌肠治疗

通过多种药物对放射性直肠炎患者进行灌肠，使得药物充分与肠壁接触，以达到治疗效果。

1. 硫糖铝：作为常用的肠黏膜保护剂，被广泛用于治疗放射性直肠炎。硫糖铝在胃酸的作用下能解离为氢氧化铝和硫酸蔗糖离子，后者可聚合成一种黏着性糊剂，与溃疡面上带阳性电荷的蛋白质或坏死组织相结合，形成保护膜。同时可刺激局部前列腺素的合成和释放，改善溃疡局部血流，起到保护黏膜和促进溃疡愈合的作用。

2. 皮质类固醇：可以减轻组织炎症，抑制消化道出血，也可用于放射性直肠炎的治疗。

3. 短链脂肪酸：被认为在黏膜细胞增殖的调节中起关键作用，提供了黏膜超过一半的能量需要，故也可对放射性直肠炎患者用短链脂肪酸灌肠。

4. 甲硝唑：放射性直肠炎的发病被认为与肠道内的厌氧菌密切相关，故使用甲硝唑灌肠有望抑制厌氧菌，使患者获益。

（五）甲醛局部治疗

甲醛通过其蛋白质凝固作用，在病变直肠黏膜层血管内形成血栓，从而起到局部止血作用。其作用部位较为浅表，不超过黏膜层，同时价格低廉，可操作性强，在效果不满意时可反复治疗。

（六）内镜治疗

1. 氩离子凝固术（argon plasma coagulation，APC）：是治疗出血性放射性直肠炎的一种安全有效的手段。临床研究显示，APC 治疗放射性直肠炎引起的出血的有效率为 70%～100%

2. 其他内镜下治疗手段：报道的其他方式包括双极电凝法、内镜射频消融法、掺钕钇铝石榴石激光等，但疗效尚不确切。

九、预防

结合危险因素，采取有针对性的防治策略，是放射性直肠炎一级预防和早诊早治的关键。

1. 制订放射治疗计划时：应通过详细的病史采集明确临床危险因素，对高危患者控制总体照射剂量，制订个体化放射治疗计划，采用多种手段加强局部器官的保护，并充分告知患者相关肠道副反应发生风险。

2. 放射治疗期间：密切观察放射性直肠炎的表现，将症状明显的患者列为慢性损伤高危人群，开展放射治疗后进行密切随访。对出现可疑症状的患者，在排除肿瘤复发后，明确放射性直肠炎诊断与相应的器质性改变。

针对放射性直肠炎的具体预防措施主要包括药物干预和物理防护。

氨磷汀是一种抗辐射细胞保护剂，其静脉注射对正常细胞具有选择性保护作用。2014 年，MASCC 和 ISOO 更新了继发于肿瘤治疗的黏膜炎症病变的治疗指引，《MASCC/ISOO 肿瘤治疗继发黏膜炎管理的临床实践指南》推荐：氨磷汀大于或等于 340mg/m^2 静脉应用于预防放射性直肠炎。另外，也有临床研究显示，在直肠中局部应用氨磷汀可减少放射性直肠炎的发生并缓解相关症状。他汀类药物在放射性纤维化机制研究中显示出抗纤维化的功能，并在动物模型实验中得到验证，目前已在临床验证阶段。胰高血糖素样肽－2 在动物实验中显示出促进放射治疗后肠隐窝干细胞生存的效果，被认为是潜在的预防药物之。

通过物理防护措施来减少正常组织照射剂量，是减少急性损伤的主要措施。文献报道的物理防护措施包括使用腹带、膀胱充盈和手术悬吊肠管。这些操作方式起保护作用的机制在于将小肠尽可能地推出盆腔，从而减少放射线的暴露，其对于放射性直肠炎的预防缺乏证据。放射治疗技术的改良可以增加靶区的精准性，减少周围正常组织的暴露。3D－CRT、IMRT 和图像引导放射治疗技术的临床应用，有助于优化照射野，可减少放射治疗后急性期各种副反应的发生，但能否降低放射性直肠炎的发生风险，人们对此尚不清楚。

十、总结与推荐

1. 放射性直肠炎发生于接受盆腔部位放射治疗的恶性肿瘤患者。

2. 放射性直肠炎的症状多表现为腹痛或盆腔疼痛、便频、便急、腹泻、里急后重等，偶见直肠出血，极少数患者可合并直肠－阴道瘘或肛门－阴道瘘。放射性直肠炎一般发生于放射治疗期间或放射治疗结束后 6 周内，放射治疗结束后 2～3 个月症状消退。

3. 放射性直肠炎的诊断应结合患者的放射治疗病史、症状、体征、实验室检查及内镜或影像学检查，需要与各种感染性和非感染性直肠炎性病变进行鉴别。

4. 放射性直肠炎的治疗决策应充分考虑疾病的自限性特点，综合临床症状与内镜表现，尽可能通过非手术治疗缓解主要症状，避免严重并发症的发生，把改善患者的长期生活质量作为治疗的最终目标。

主要参考文献

[1] DAHIYA D S，KICHLOO A，TUMA F，et al. Radiation proctitis and management strategies [J]. Clinical Endoscopy，2022，55 (1)：22－32.

[2] TABAJA L，SIDANI S M. Management of radiation proctitis [J]. Digestive Diseases and Sciences，2018，63 (9)：2180－2188.

[3] 中华医学会外科学分会结直肠外科学组，中国抗癌协会大肠癌专业委员会. 中国放射性直肠损伤多学科诊治专家共识（2021 版）[J]. 中华胃肠外科杂志，2021，24 (11)：937－949.

[4] 中国医师协会外科医师分会，中华医学会外科学分会结直肠外科学组. 中国放射性直肠炎诊治专家共识（2018 版）[J]. 中华炎性肠病杂志，2019，3 (1)：5－20.

[5] LANGBERG C W，SAUER T，REITAN J B，et al. Tolerance of rat small intestine to localized single dose and fractionated irradiation [J]. Acta Oncologica，1992，31 (7)：781－787.

［6］SOURATI A，AMERI A，MALEKZADEH M. Acute side effects of radiation therapy a guide to management［M］. Switzerland：Springer International Publishing AG，2017.
［7］POROUHAN P，FARSHCHIAN N，DAYANI M. Management of radiation-induced proctitis［J］. Journal of Family Medicine and Primary Care，2019，8（7）：2173－2178.
［8］BANSAL N，SONI A，KAUR P，et al. Exploring the management of radiation proctitis in current clinical practice［J］. Journal of Clinical Diagnostic Research，2016，10（6）：XE01－XE06.

附录

以下为常见不良事件评价标准(CTCAE)5.0 版节选。

常见不良事件评价标准（CTCAE）
5.0 版

公布日期：2017 年 11 月 27 日

美国卫生及公共服务部

常见不良事件评价标准（CTCAE）5.0 版

公布日期：2017 年 11 月 27 日

简介

国家癌症研究所常见不良事件评价标准是一种描述性术语，可用于不良事件报告。针对每个不良事件进行了等级（严重程度）级别划分。

系统器官分类（SOC）

作为国际医学用语词典（MedDRA）中最高等级标准的系统器官分类，是根据解剖学或生理学系统、病因学、或者目的（如针对实验室检查结果的 SOC 检查）进行分类的。CTCAE 术语由 MedDRA 中主要的 SOCs 组成。在每个 SOC 里，不良事件被列出并伴随严重程度（等级）的描述。

CTCAE 术语

不良反应是指与所施行的医学治疗或程序有时间相关性的任何不利或者非预期的体征（包括异常的实验室检查发现）、症状、疾病，不论是否认为与医学治疗或者处理相关。不良事件术语用于医疗记录和科学分析，作为特定事件的唯一指代用语。每个 CTCAE 4.0 版本的术语都属于 MedDRA LLT（最低等级标准术语）。

分级

分级是指不良事件的严重程度。CTCAE 基于下述的基础准则对每个不良事件的严重程度（1 级至 5 级）作了特定的临床描述：

1 级： 轻度；无症状或轻微；仅为临床或诊断所见；无需治疗。

2 级： 中度；需要较小、局部或非侵入性治疗；与年龄相当的工具性日常生活活动受限 *。

3 级： 严重或者具重要医学意义但不会立即危及生命；导致住院或者延长住院时间；致残；自理性日常生活活动受限 **。

4 级： 危及生命；需要紧急治疗。

5 级： 与 AE 相关的死亡。

在级别描述中使用的分号（;）指“或者”。单个破折号（—）指此等级不存在。

并非所有的不良事件均包含所有等级。所以，有些不良事件可供选择的级别不到五个。

5 级

5 级（死亡）对某些不良事件不适用，所以无此等级。

定义

简短的定义阐明每一个不良事件（AE）的意义。单个破折号（—）指此定义不存在。

引申注释

引申注释用来帮助报告者选择一个正确的不良事件（AE）。注释中可能会列出其他应该考虑的不良事件（AE）或者能代替本事件的其他不良事件（AE）。单个破折号（—）指此不良事件（AE）无引申注释。

日常生活活动（ADL）

* 工具性日常生活活动指做饭、购买衣物、使用电话、理财等。

** 自理性日常生活活动指洗澡、穿脱衣、吃饭、盥洗、服药等，并未卧床不起。

† CTCAE 5.0 版是基于 MedDRA 术语而来。关于 MedDRA 的更多详细信息请参考 MedDRA MSSO 网站（http://www.meddramsso.com）。

此附录仅摘抄部分常见不良事件评价标准，如需全文，请访问以下地址。中文版：http://gcp.wuxiph.com/ewebeditor/uploadfile/20180910142530519.pdf；英文版：https://ctep.cancer.gov/protocoldevelopment/electronic_applications/docs/ctcae_v5_quick_reference_5x7.pdf

血液和淋巴系统疾病					
不良事件	分级 1	分级 2	分级 3	分级 4	分级 5
贫血	血红蛋白 < 正常值下限 ~ 10.0 g/dL；< 正常值下限 ~ 6.2 mmol/L；< 正常值下限 ~ 100 g/L	血红蛋白 < 10.0 ~ 8.0 g/dL；< 6.2 ~ 4.9 mmol/L；< 100 ~ 80 g/L	血红蛋白 < 8.0 g/dL；< 4.9 mmol/L；< 80 g/L；需要输血治疗	危及生命；需要紧急治疗	死亡
定义：100mL 血液中的血红蛋白总量降低为特征的疾病。贫血的体征和症状包括：皮肤和粘膜苍白，短促呼吸，心悸，柔和的收缩期杂音，倦怠和易疲劳。 引申注释：—					
骨髓细胞过少	轻微细胞过少或与该年龄段的正常细胞总数相比减少 ≤25%	中度细胞过少或与该年龄段的正常细胞总数相比减少 >25% 且 <50%	重度细胞过少或与该年龄段的正常细胞总数相比减少 >50% 且 ≤75%	再生障碍持续 2 周以上	死亡
定义：骨髓造血功能降低为特征的疾病。 引申注释：—					
弥散性血管内凝血	—	实验室检查异常，无出血	实验室检查异常，伴有出血	危及生命；需要紧急治疗	死亡
定义：系统性病理因素激活凝血机制后，发生全身血栓形成为特征的疾病。因凝血因子及血小板被大量消耗而引发出血风险增加。 引申注释：—					
嗜酸性细胞增多	> 正常值上限和 > 基线	—	使用类固醇	—	—
定义：以实验室报告结果指示血液中嗜酸性粒细胞升高的疾病。 引申注释：—					
发热性中性粒细胞减少	—	—	ANC <1000/mm^3 伴单次体温 >38.3°C（101°F）或持续体温 ≥38°C（100.4°F）超过 1 小时。	危及生命；需要紧急治疗	死亡
定义：ANC <1000/mm^3 且单次体温 >38.3°C（101°F）或持续体温 ≥38°C（100.4°F）超过 1 小时为特征的疾病。 引申注释：—					
溶血	仅有溶血相关实验室检查异常（如，直接抗球蛋白试验；DAT；Coombs'；裂红细胞；结合珠蛋白降低）	溶血的证据和血红蛋白降低 ≥2 g	需要输血或医学介入治疗（如类固醇）	危及生命；需要紧急治疗	死亡
定义：实验检查显示大量红细胞膜破裂为特征的疾病。 引申注释：—					

此附录仅摘抄部分常见不良事件评价标准，如需全文，请访问以下地址。中文版：http://gcp.wuxiph.com/ewebeditor/uploadfile/20180910142530519.pdf；英文版：https://ctep.cancer.gov/protocoldevelopment/electronic_applications/docs/ctcae_v5_quick_reference_5x7.pdf

心脏疾病					
不良事件	分级 1	分级 2	分级 3	分级 4	分级 5
心肌梗死	—	无症状，心肌酶学最低程度异常，无局部缺无缺血性ECG改变证据	严重症状；心肌酶学改变；血液动力学稳定；与出现心肌梗死诊断相一致的ECG改变	危及生命；血液动力学失衡	死亡
定义：由于血流中断，导致相应供血区域的心肌出严重坏死。					
引申注释：—					
心肌炎	—	中度活动或劳累时出现症状	静息状态下或最低程度活动或劳累时便出现严重症状；需要治疗；新发症状	危及生命；需要紧急治疗（例如：连续静脉输液治疗或机械辅助血液循环）	死亡
定义：心脏肌肉组织发生炎症反应。					
引申注释：—					
心悸	轻度症状；无需治疗	需要治疗	—	—	—
定义：由心脏无规律和/或强有力的搏动引起的不适感。					
引申注释：—					
阵发性房性心动过速	无症状，不需治疗	无紧急治疗干预指征	紧急治疗干预指征；消融治疗	危及生命；药物治疗不能完全控制；需心脏电复律	死亡
定义：节律异常特点为心房收缩突然开始和突然中止，心房收缩每分钟150～250次，节律异常源于心房。					
引申注释：—					
心包积液	—	无症状，少量到中等量的心包积液	伴随生理功能异常的心包积液	危及生命；需要紧急治疗	死亡
定义：心包囊中出现液体聚集，通常由炎症所致。					
引申注释：—					
心包填塞	—	—	—	危及生命；需要紧急治疗	死亡
定义：心包膜中血液或组织液聚集导致心包内压力增大的疾病。					
引申注释：—					

此附录仅摘抄部分常见不良事件评价标准，如需全文，请访问以下地址。中文版：http://gcp.wuxiph.com/ewebeditor/uploadfile/20180910142530519.pdf；英文版：https://ctep.cancer.gov/protocoldevelopment/electronic_applications/docs/ctcae_v5_quick_reference_5x7.pdf

心脏疾病					
不良事件	分级 1	分级 2	分级 3	分级 4	分级 5
心包炎	无症状，ECG 或体格检查（例如：摩擦音）所见心包炎症状	有症状的心包炎（例如：胸痛）	心包炎，伴生理学异常（如：伴心包缩窄）	危及生命；需要紧急治疗	死亡
定义：心包膜（具有心脏保护作用）出现炎症反应。 **引申注释**：—					
肺动脉瓣疾病	无症状的瓣膜增厚，伴或不伴有轻度瓣膜返流或狭窄（影像学观察）	无症状；中度的瓣膜返流或狭窄（影像学观察）	有症状；重度瓣膜返流或狭窄（影像学观察）；需要治疗	危及生命；需要紧急治疗（例如：瓣膜置换，瓣膜成形术）	死亡
定义：肺动脉瓣功能或结构出现障碍。 **引申注释**：—					
限制性心肌病	仅影像学结果	无心脏衰竭症状	有症状的心力衰竭或者其他的心脏症状，对治疗有反应；新发症状	难治性心力衰竭或者其他难控制的心脏症状	死亡
定义：心肌变硬，失去弹性，心室血液充盈受限。 **引申注释**：—					
右心室功能不全	无症状，实验室检查（例如：B 型钠尿钛）或心脏影像学检查发现异常	中度活动或劳累时出现症状	出现严重症状，伴随缺氧，右心衰竭；需要吸氧	危及生命；需要紧急治疗（例如：心室辅助装置辅助）；心脏移植	死亡
定义：右侧心室功能受损，射血分数和右心室壁能动性降低。 **引申注释**：—					
病窦综合征	无症状，不需治疗	有症状，无干预指征；开始改变药物治疗	有症状需要治疗	危及生命；需要紧急治疗	死亡
定义：心动过缓和心动过速周期性交替出现的节律障碍，伴有晕厥、疲乏和头晕。 **引申注释**：—					
窦性心动过缓	无症状，不需治疗	有症状，无干预指征；开始改变药物治疗	有症状需要治疗	危及生命；需要紧急治疗	死亡
定义：起源于窦房结，心率低于 60 次/分钟的节律异常。 **引申注释**：—					

此附录仅摘抄部分常见不良事件评价标准，如需全文，请访问以下地址。中文版：http://gcp.wuxiph.com/ewebeditor/uploadfile/20180910142530519.pdf；英文版：https://ctep.cancer.gov/protocoldevelopment/electronic_applications/docs/ctcae_v5_quick_reference_5x7.pdf

耳与迷路疾病					
不良事件	**分级 1**	**分级 2**	**分级 3**	**分级 4**	**分级 5**
耳痛	轻度疼痛	中度疼痛；影响工具性日常生活活动	重度疼痛；影响自理性日常生活活动	—	—
定义：耳部出现明显的不适感。 **引申注释**：—					
外耳痛	轻度疼痛	中度疼痛；影响工具性日常生活活动	重度疼痛；影响自理性日常生活活动	—	—
定义：耳廓部位出现明显的不适感。 **引申注释**：—					
听力损伤	**成人监控程序**（1，2，3，4，6和8 kHz听力图）：阈值改变在15-25dB平均单耳测试至少连续2次 **不按监测程序（成人）**：在无记录的听力损失的情况下，听力的主观变化 **儿童**（1，2，3，4，6和8 kHz听力图）：在8kHz，阈值偏移20 dB听力缺失（例：25 dB听力缺失或更大的）；至少一只耳朵感觉神经性听力损失高于4kHz（例：6或8kHz）	**成人监控程序**（1，2，3，4，6和8 kHz听力图）：阈值改变>25 dB，平均连续测试单耳至少2次。 **不按监测程序(成人)**：听力损失但需要助听器或无需治疗；影响日常生活工具性活动。 **儿童**（1，2，3，4，6和8 kHz听力图）：在4 kHz，单耳阈值改变>20 dB	**成人监控程序**（1，2，3，4，6和8 kHz听力图）：阈值改变>25 dB，平均连续测试单耳至少3次；需要治疗 **不按监测程序(成人)**：听力损失但需要助听器或需要治疗；影响自理性日常生活活动 **儿童**（1，2，3，4，6和8 kHz听力图）：听力损失需要治疗干预，包括助听器；至少一只耳朵阈值偏移20dB，在2到<4 kHz以上；额外语言相关服务指征	**成人**：双侧听力严重受损（阈值>80dB（在2kHz或以上）；无用听力 **儿童**：耳蜗移植；>40 dB听力缺失（例：45 dB听力缺失或者更多）感觉神经性听力损失高于2kHz	—
定义：耳部结构受损，引起对声音的感知或理解出现部分性或完全性丧失。 **引申注释**：—					

此附录仅摘抄部分常见不良事件评价标准，如需全文，请访问以下地址。中文版：http://gcp.wuxiph.com/ewebeditor/uploadfile/20180910142530519.pdf；英文版：https://ctep.cancer.gov/protocoldevelopment/electronic_applications/docs/ctcae_v5_quick_reference_5x7.pdf

耳与迷路疾病					
不良事件	**分级 1**	**分级 2**	**分级 3**	**分级 4**	**分级 5**
中耳炎	浆液性耳炎	浆液性耳炎；需要治疗	乳突炎；耳道软组织或骨组织坏死	危及生命；需要紧急治疗	死亡
定义：中耳出现炎症（对炎症做出的生理性反应）和红肿。 **引申注释**：—					
耳鸣	轻度症状；无需治疗	中度；影响工具性日常生活活动	重度症状；影响自理性日常生活活动	—	—
定义：耳中出现噪音为特征的疾病，如铃声，嗡嗡声，吼叫声或碎裂声。 **引申注释**：—					
眩晕	轻度症状	中度；影响工具性日常生活活动	重度症状；影响自理性日常生活活动	—	—
定义：感觉周围物体旋转（物体性眩晕）或感觉自己旋转（主观性眩晕）。 **引申注释**：—					
前庭病	—	有症状；影响工具性日常生活活动	重度症状；影响自理性日常生活活动	—	—
定义：以头晕，失衡，恶心和视觉异常为特征的疾病。 **引申注释**：—					
耳与迷路疾病-其他，特别说明	无症状或轻微；仅为临床或诊断所见；无需治疗	中度；需要较小、局部或非侵入性治疗；与年龄相当的工具性日常生活活动受限	严重或者医学上有重要意义但不会立即危及生命；导致住院或者延长住院时间；自理性日常生活活动受限	危及生命；需要紧急治疗	死亡
定义：— **引申注释**：—					

此附录仅摘抄部分常见不良事件评价标准，如需全文，请访问以下地址。中文版：http://gcp.wuxiph.com/ewebeditor/uploadfile/20180910142530519.pdf;
英文版：https://ctep.cancer.gov/protocoldevelopment/electronic_applications/docs/ctcae_v5_quick_reference_5x7.pdf

眼部疾病					
不良事件	分级 1	分级 2	分级 3	分级 4	分级 5
角膜炎	无症状；仅为临床或诊断所见；无需治疗	有症状；视力中度下降（最佳矫正视力 ≥20/40，且视野与已知基线相比减少 ≤3 行）；借助于工具的日常生活活动受限	有症状，伴视力重度下降（最佳矫正视力 <20/40，或视野与已知基线相比减少大于 3 行，至达 20/200）；角膜溃疡；自理性日常生活活动受限	患侧角膜穿孔或患侧的最佳矫正视力 ≤20/200	—
定义：眼角膜发生炎症反应。 **引申注释**：还要考虑眼部疾病：角膜溃疡。					
夜盲症	有症状，但日常生活活动不受限	视力中度下降（最佳矫正视力 ≥20/40，且视野与已知基线相比减少 ≤3 行）；借助于工具的日常生活活动受限	有症状，伴视力重度下降（最佳矫正视力 <20/40，或视野与已知基线相比减少大于 3 行，至达 20/200）；自理性日常生活活动受限	患侧最佳矫正视力 ≤20/200	—
定义：在暗光下，看不清物体。 **引申注释**：—					
视神经病变	无症状；仅临床检查或诊断所见	视力中度下降（最佳矫正视力 ≥20/40，且视野与已知基线相比减少 ≤3 行）	视力重度下降（最佳矫正视力 <20/40，或视野与已知基线相比减少大于 3 行，至达 20/200）	患侧最佳矫正视力 ≤20/200	—
定义：视神经（第二对颅脑神经）出现异常。 **引申注释**：—					
视乳头水肿	无症状；无视野缺损	有症状的视力降低；视力中度下降（最佳矫正视力 ≥20/40，且视野与已知基线相比减少 ≤3 行）	有症状，伴视力重度下降（最佳矫正视力 <20/40，或视野与已知基线相比减少大于 3 行，至达 20/200）	患侧最佳矫正视力 ≤20/200	—
定义：视神经盘周围出现肿胀。 **引申注释**：—					

此附录仅摘抄部分常见不良事件评价标准，如需全文，请访问以下地址。中文版：http://gcp.wuxiph.com/ewebeditor/uploadfile/20180910142530519.pdf；英文版：https://ctep.cancer.gov/protocoldevelopment/electronic_applications/docs/ctcae_v5_quick_reference_5x7.pdf

眼部疾病					
不良事件	**分级 1**	**分级 2**	**分级 3**	**分级 4**	**分级 5**
巩膜病	视力与基线相比无变化	有症状，日常生活借助于工具的活动受限；视敏度中度降低（最佳矫正视力 ≥20/40，且视野与已知基线相比减少 ≤3 行）	自理性日常生活活动受限；有症状，伴视力重度下降（最佳矫正视力 <20/40，或视野与已知基线相比减少大于 3 行，至达 20/200）	患侧最佳矫正视力 ≤20/200	—
定义：巩膜出现异常的疾病。 **引申注释**：—					
葡萄膜炎	前葡萄膜有少量细胞	前葡萄膜细胞为 1+ 或 2+	前葡萄膜细胞为 3+ 或以上；中后部或全葡萄膜炎	患侧最佳矫正视力 ≤20/200	—
定义：眼葡萄膜的炎症。 **引申注释**：—					
视野缺损	—	视力中度下降（最佳矫正视力 ≥20/40，且视野与已知基线相比减少 ≤3 行）	视力重度下降（最佳矫正视力 <20/40，或视野与已知基线相比减少大于 3 行，至达 20/200）	患侧最佳矫正视力 ≤20/200	—
定义：疾病特征为视力下降。 **引申注释**：如果已知病因，使用更具体的 CTCAE 术语。					
玻璃体出血	无需治疗	有症状；视力中度下降（最佳矫正视力 ≥20/40，且视野与已知基线相比减少 ≤3 行）；借助于工具的日常生活活动受限	有症状，伴视力重度下降（最佳矫正视力 <20/40，或视野与已知基线相比减少大于 3 行，至达 20/200）；自理性日常生活活动受限；玻璃体剥除术	患侧最佳矫正视力 ≤20/200	—
定义：玻璃体出血。 **引申注释**：—					

此附录仅摘抄部分常见不良事件评价标准，如需全文，请访问以下地址。中文版：http://gcp.wuxiph.com/ewebeditor/uploadfile/20180910142530519.pdf；英文版：https://ctep.cancer.gov/protocoldevelopment/electronic_applications/docs/ctcae_v5_quick_reference_5x7.pdf

眼部疾病					
不良事件	分级 1	分级 2	分级 3	分级 4	分级 5
眶周水肿	柔软或非点状	发硬或点状水肿；需要局部治疗	水肿伴视觉障碍；眼压升高、青光眼或视网膜出血；视神经炎；需要使用利尿剂；需要手术治疗	—	—
定义：疾病特征为脸部眼眶周围由于过多液体蓄积而肿胀。 引申注释：—					
畏光	有症状，但不日常生活活动受限	借助于工具的日常生活活动受限	自理性日常生活活动受限	—	—
定义：眼睛怕见光和对光回避的状态。 引申注释：—					
视网膜脱离	—	—	黄斑保留性裂孔性脱离	黄斑脱离性裂孔性脱离	—
定义：视网膜内孔层与视网膜色素膜上皮层间出现分离。 引申注释：—					
视网膜撕裂	无视网膜脱离，且无需治疗	无视网膜脱离，但需要治疗	—	—	—
定义：视网膜和玻璃体分离，视网膜出现小的撕裂。症状包括：闪光和飞蚊症。 引申注释：如果有视网膜脱离，按照眼科疾病：视网膜脱离进行分级。					
视网膜血管病症	—	视网膜血管病，无新生血管形成	视网膜血管病，有新生血管形成	—	—
定义：视网膜病理性血管形成，对视力产生不利。 引申注释：如果有玻璃体内出血，则报告为眼科疾病：玻璃体内出血。					
视网膜病变	无症状；仅临床检查或诊断所见	有症状；视力中度下降（最佳矫正视力 ≥20/40，且视野与已知基线相比减少 ≤3 行）；借助于工具的日常生活活动受限	有症状，视敏度明显降低（最佳矫正视力 <20/40，或视野与已知基线相比减少大于 3 行，至达 20/200）；自理性日常生活活动受限	患侧最佳矫正视力 ≤20/200	—
定义：视网膜出现异常的疾病。 引申注释：如果有玻璃体内出血，则报告为眼科疾病：玻璃体内出血。					

此附录仅摘抄部分常见不良事件评价标准，如需全文，请访问以下地址。中文版：http://gcp.wuxiph.com/ewebeditor/uploadfile/20180910142530519.pdf;
英文版：https://ctep.cancer.gov/protocoldevelopment/electronic_applications/docs/ctcae_v5_quick_reference_5x7.pdf

眼部疾病					
不良事件	**分级 1**	**分级 2**	**分级 3**	**分级 4**	**分级 5**
流泪	无需治疗	有症状；视力中度下降（最佳矫正视力 ≥20/40，且视野与已知基线相比减少 ≤3 行）	视力重度下降（最佳矫正视力 <20/40，或视野与已知基线相比减少大于 3 行，至达 20/200）	患侧最佳矫正视力 ≤20/200	—
定义：疾病特征为眼睛多泪；可由于泪液产生过多或鼻泪管损伤所致。 **引申注释**：—					
眼部疾病 -其他，特别说明	无症状或轻微；仅为临床或诊断所见；无需治疗；视野没有变化	中度；需要较小、局部或非侵入性治疗；借助于工具的日常生活活动受限；最佳矫正视力 ≥20/40，且视野与已知基线相比减少 ≤3 行	严重或者医学上有重要意义但不会立即危及视力；导致住院或者延长住院时间；自理性日常生活活动受限；视力重度下降（最佳矫正视力 <20/40，或视野与已知基线相比减少大于 3 行，至达 20/200）	危及视力；需要紧急治疗；患侧最佳矫正视力 ≤20/200	—
定义：— **引申注释**：—					

此附录仅摘抄部分常见不良事件评价标准，如需全文，请访问以下地址。中文版：http://gcp.wuxiph.com/ewebeditor/uploadfile/20180910142530519.pdf；英文版：https://ctep.cancer.gov/protocoldevelopment/electronic_applications/docs/ctcae_v5_quick_reference_5x7.pdf

胃肠道疾病					
不良事件	分级 1	分级 2	分级 3	分级 4	分级 5
腹胀	无症状；仅为临床或诊断所见；无需治疗	有症状；借助于工具的日常生活活动受限	极度不适；自理性日常生活活动受限	—	—
定义：腹部膨隆胀大。					
引申注释：—					
腹痛	轻度疼痛	中度疼痛；借助于工具的日常生活活动受限	重度疼痛；自理性日常生活活动受限	—	—
定义：腹部出现显著不适感。					
引申注释：—					
肛裂	无症状	有症状	需要介入性治疗	—	—
定义：疾病特征为肛门表面撕裂。					
引申注释：—					
肛瘘	无症状	有症状；不需要介入性治疗	需要介入性治疗	危及生命；需要紧急治疗	死亡
定义：肛管开口处与肛门周围皮肤相通所形成异常通道。					
引申注释：—					
肛门出血	轻度症状；无需治疗	中度症状；需要治疗	需要输血；需要介入性治疗；需要住院	危及生命；需要紧急治疗	死亡
定义：肛门出现出血。					
引申注释：—					
肛门粘膜炎	无症状或者轻症；不需要治疗	有症状；需要治疗；借助于工具的日常生活活动受限	重度症状；自理性日常生活活动受限	—	—
定义：疾病特征为肛门黏膜溃疡或炎症。					
引申注释：4 级和 5 级肛门粘膜炎报告为胃肠道疾病：肛门溃疡。					
肛门坏死	—	—	全肠外营养或住院治疗；需要介入性治疗	危及生命；需要紧急手术治疗	死亡
定义：肛门区域出现组织坏死的过程。					
引申注释：—					

此附录仅摘抄部分常见不良事件评价标准，如需全文，请访问以下地址。中文版：http://gcp.wuxiph.com/ewebeditor/uploadfile/20180910142530519.pdf；英文版：https://ctep.cancer.gov/protocoldevelopment/electronic_applications/docs/ctcae_v5_quick_reference_5x7.pdf

胃肠道疾病					
不良事件	分级 1	分级 2	分级 3	分级 4	分级 5
肛门痛	轻度疼痛	中度疼痛；借助于工具的日常生活活动受限	重度疼痛；自理性日常生活活动受限	—	—
定义：肛门区出现明显的不适感。 引申注释：—					
肛门狭窄	无症状；仅为临床或诊断所见；无需治疗	有症状；胃肠功能改变	有症状，胃肠道功能明显改变；非紧急手术治疗；全胃肠外营养或住院治疗	危及生命；需要紧急手术治疗	死亡
定义：肛管管腔变窄。 引申注释：—					
肛门溃疡	无症状；仅为临床或诊断所见；无需治疗	有症状；胃肠功能改变	胃肠道功能明显改变；需要全胃肠外营养；需要介入性治疗	危及生命；需要紧急手术治疗	死亡
定义：疾病特征为肛管黏膜表面有局灶性糜烂性病变。 引申注释：—					
腹水	无症状；仅为临床或诊断所见；无需治疗	有症状；需要治疗	严重症状；需要侵入性治疗	危及生命；需要紧急手术治疗	死亡
定义：腹腔中出现浆液或血液的积聚。 引申注释：—					
嗳气	嗳气比基线增加	开始治疗（包括非处方药）	—	—	—
定义：嘴里排出气体伴响声很大。 引申注释：同打嗝。					
胃胀	肠道功能或经口进食未改变	有症状，经口进食减少；肠道功能改变	—	—	—
定义：主观的腹部胀满不适感。 引申注释：—					

此附录仅摘抄部分常见不良事件评价标准，如需全文，请访问以下地址。中文版：http://gcp.wuxiph.com/ewebeditor/uploadfile/20180910142530519.pdf；英文版：https://ctep.cancer.gov/protocoldevelopment/electronic_applications/docs/ctcae_v5_quick_reference_5x7.pdf

胃肠道疾病					
不良事件	分级 1	分级 2	分级 3	分级 4	分级 5
盲肠出血	轻度症状；无需治疗	中度症状；需要治疗	需要输血；需要介入性治疗；住院治疗	危及生命；需要紧急治疗	死亡
定义：盲肠出现出血。 引申注释：—					
唇炎	无症状；仅为临床或诊断所见；无需治疗	中度；借助于工具的日常生活活动受限活动受限	严重症状；自理性日常生活活动受限；需要治疗活动受限	—	—
定义：唇部发生炎症。 引申注释：—					
乳糜性腹水	无症状；仅为临床或诊断所见；无需治疗	有症状；需要医学治疗（例如：脂肪饮食）；需要穿刺或引流管	重度症状；需要择期手术治疗	危及生命；需要紧急治疗	死亡
定义：疾病特征为腹腔内牛奶样液体聚积。 引申注释：—					
结肠炎	无症状；仅为临床或诊断所见；无需治疗	腹痛；粘液便或血便	剧烈腹痛；腹膜刺激征阳性	危及生命；需要紧急治疗	死亡
定义：结肠出现炎症反应。 引申注释：—					
结肠瘘	无症状；	有症状；不需要介入性治疗	需要介入性治疗	危及生命；需要紧急治疗	死亡
定义：大肠肠管与其他脏器或解剖部位之间形成异常通道。 引申注释：—					
结肠出血	轻度症状；无需治疗	中度症状；需要治疗	需要输血；需要介入性治疗；住院治疗	危及生命；需要紧急治疗	死亡
定义：结肠出现出血。 引申注释：—					

附图

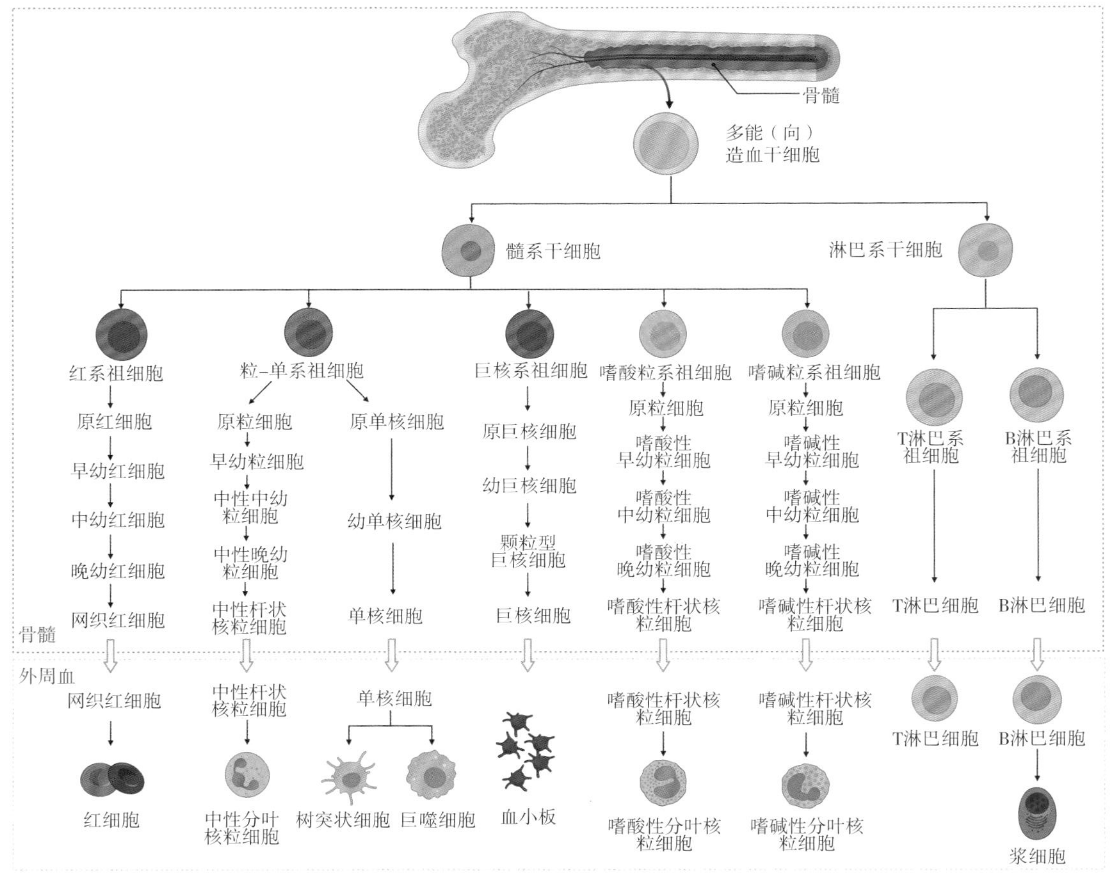

附图1　骨髓血细胞分化、发育、成熟演变示意图

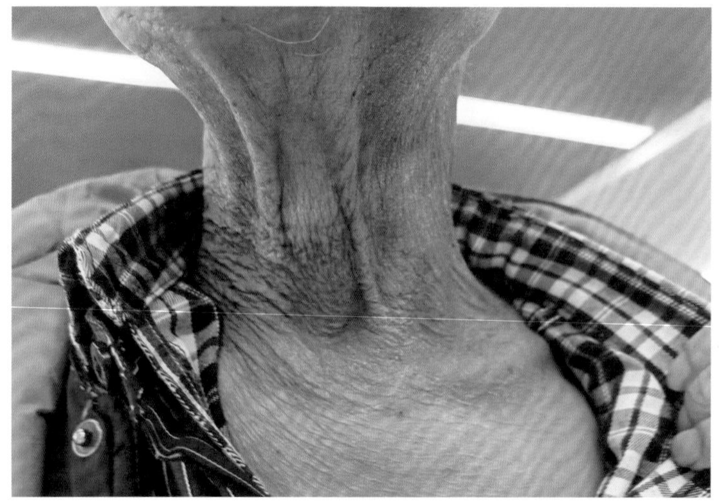

附图 2 放射性皮炎（1 级）

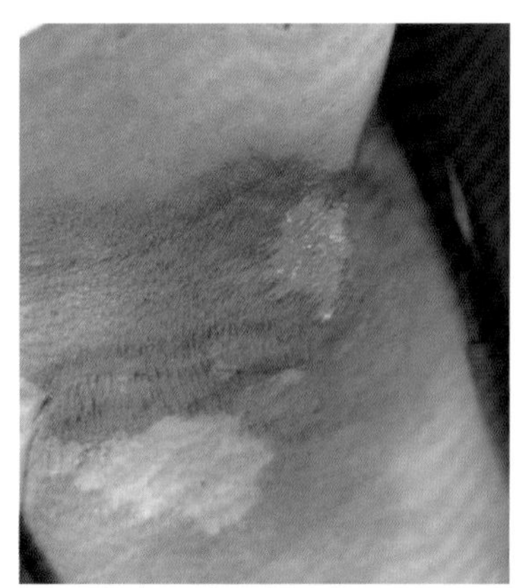

附图 3 放射性皮炎（2 级）

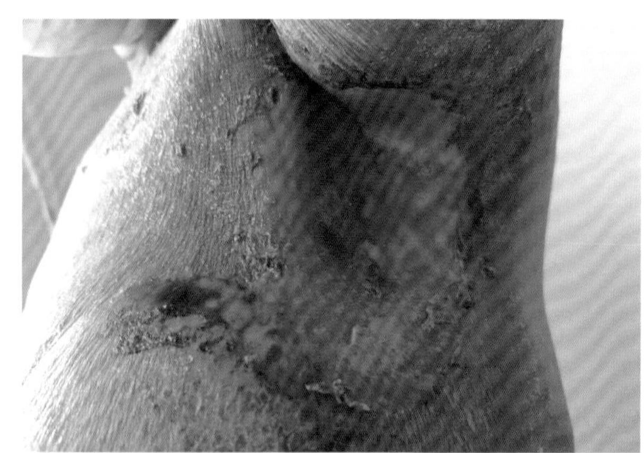

附图 4 放射性皮炎（3 级）

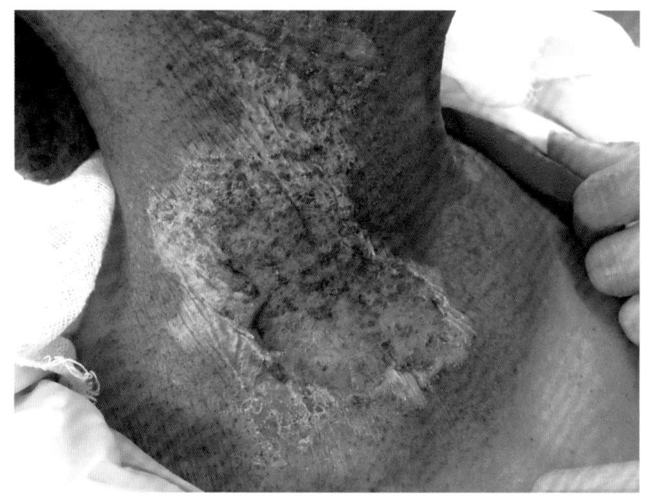

附图 5 放射性皮炎（4 级）

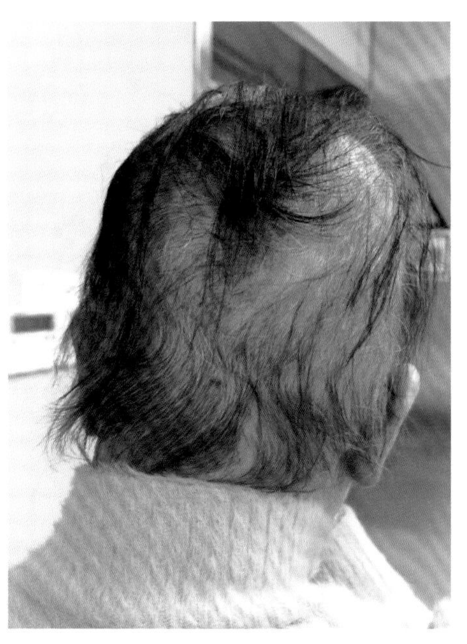

附图 6　放射性脱发（1 级）

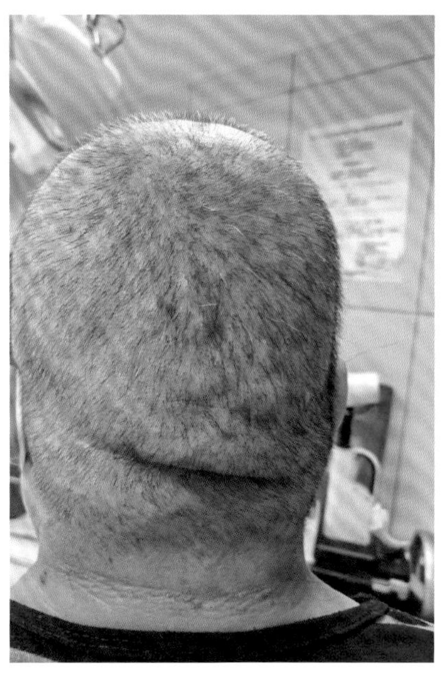

附图 7　放射性脱发（2 级）

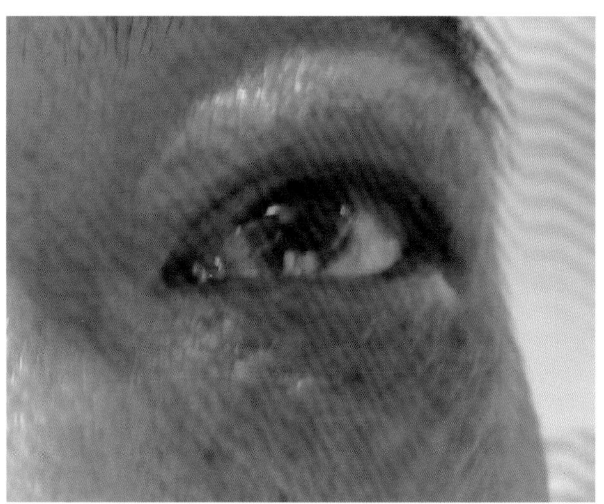

附图 8　放射性睫毛脱落

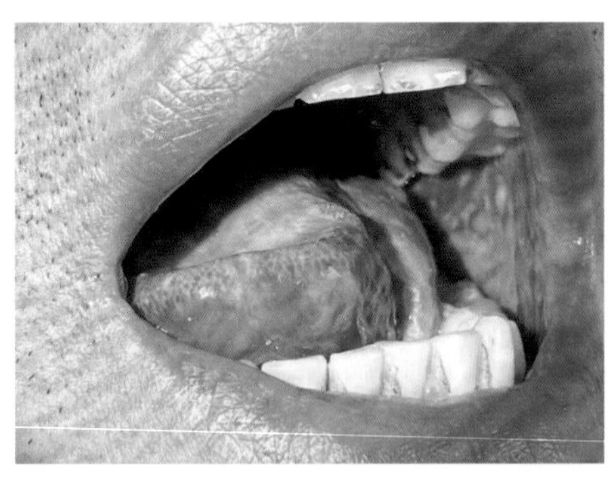

附图 9　放射性口腔黏膜炎累及颊黏膜

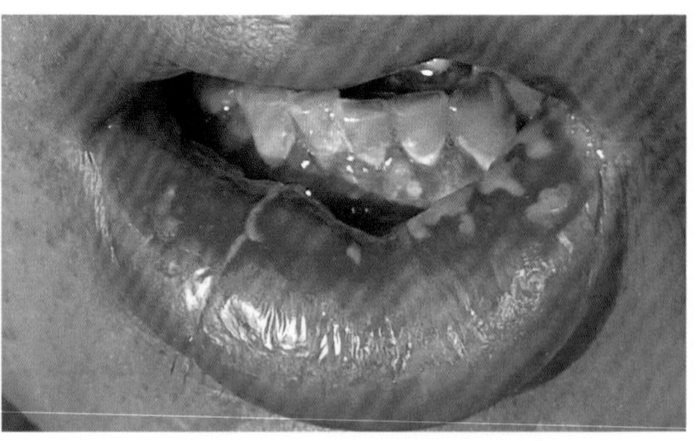

附图 10　放射性口腔黏膜炎累及牙龈和唇黏膜

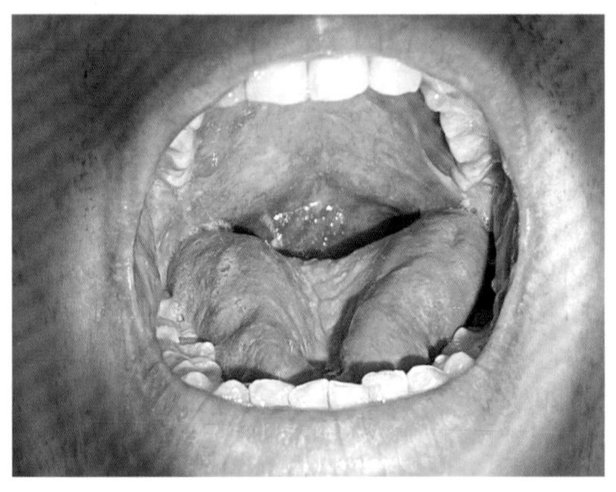

附图 11　放射性口腔黏膜炎（1 级）

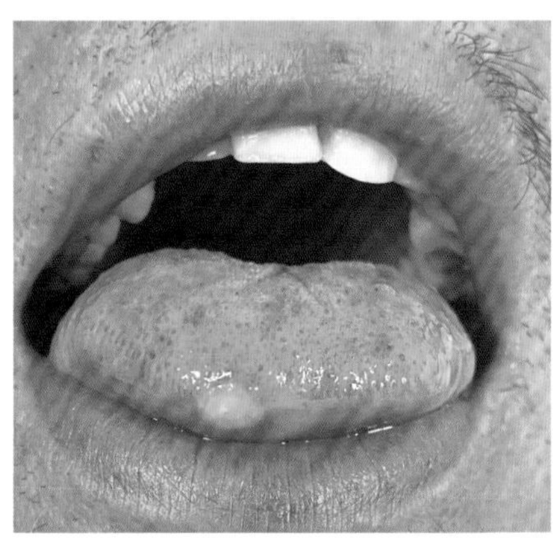

附图 12　放射性口腔黏膜炎（2 级）

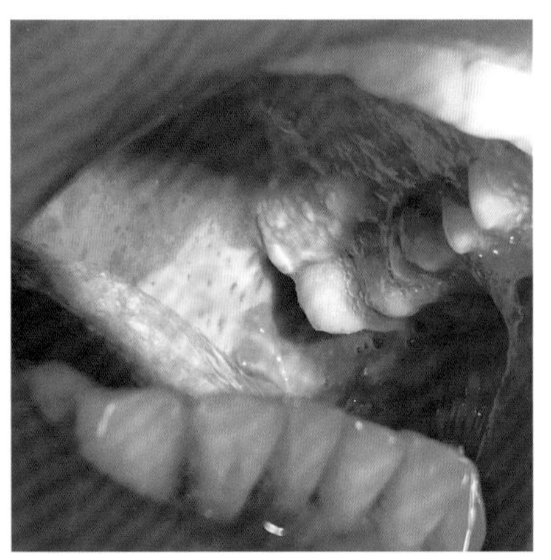

附图 13　放射性口腔黏膜炎（3 级）

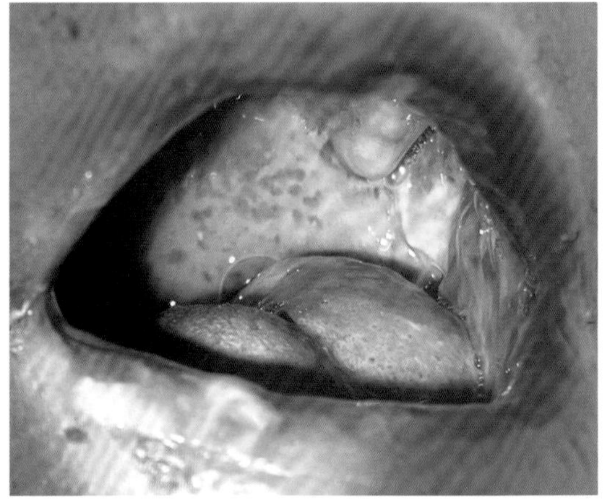

附图 14　放射性口腔黏膜炎（4 级）